Der Weg zurück zur Quelle

Der Yoga ist ein Übungsweg. Manche Meister sagen, es gehe zu 99 Prozent um die Praxis und nur zu einem Prozent um die Theorie. Sie meinen damit, dass sich die Yogalehren im Tun entfalten und allmählich das tägliche Leben wie ein Geflecht durchziehen.

Das ist es, was ich nun nach über 35 Jahren des Übens erfahre. Das Geflecht der Yogagedanken trägt mein Leben. Denn Yoga ist viel mehr als nur eine hervorragende Methode, Körper, Geist und Seele gesunden zu lassen und gesund zu erhalten. Das, was sich aus den Erfahrungen der Yogameister über die Jahrhunderte herausdestilliert hat, ist eine Wissenschaft vom Menschen – und in der Praxis die reine Lebenskunst. Kunst in dem Sinne, dass man – einem Künstler gleich – sein Leben gestaltet. Aber um gestalten zu können, brauchen wir Unterweisung. Die geben uns die Yogalehrer. Doch auch sie brauchen eine Quelle, die sie nährt, und das sind die Meister.

Die Meister des Yoga sind Menschen, die zur Essenz der Yogalehre vorgedrungen sind. Sie lehren diese Essenz, aber vor allem leben sie sie beispielhaft vor. Andere Menschen können die Essenz des Yoga erfahren, wenn sie mit den Meistern zusammentreffen.

Viele Meister und Meisterinnen haben meinen Weg begleitet, alle konnte ich hier jedoch nicht vorstellen. Sieben habe ich ausgewählt – denn diese Zahl gilt in Indien als heilig. Es sind sieben Chakras, sieben Stufen auf dem Yogaweg bis zum höchsten Zustand und sieben

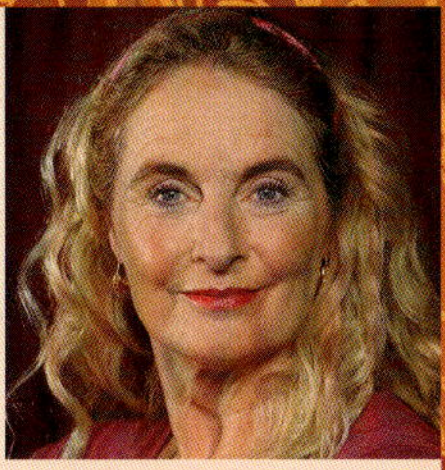

Pforten der Wahrnehmung. Jede und jeder dieser sieben Meisterinnen und Meister war und ist bedeutsam für meinen Weg, bedeutsam vor allem dadurch, dass sie mir einen ganz besonderen Aspekt des Yoga deutlich werden ließen. Jede und jeder von ihnen schenkt uns ein Juwel. So wie wir Smaragde, Rubine und Saphire nicht miteinander vergleichen können, sondern jedes Juwel nur in seiner eigenen Schönheit und Einzigartigkeit betrachten können, so können auch diese »Schätze des Yoga« nicht verglichen werden.

Dieses Buch ist gedacht wie ein Collier, das aus sieben Schätzen des Yoga gestaltet wird. Oder wie ein strahlender Diamant, der das Licht (des Yoga) über die sieben Facetten seines Schliffs reflektiert. Jede Facette ist wichtig, aber dennoch werden Sie selbst, wenn Sie den Schätzen in diesem Buch begegnen, Ihre eigene Gewichtung vornehmen. Sie werden bestimmen, was jetzt »Ihr Schatz« in der Mitte dieses Colliers sein wird, und Sie sind es, der die Anordnung und Gewichtung der Weisheit der Meister immer neu durchdenken und entscheiden wird. Was ich tun kann ist, Ihnen die Schatztruhe des Yoga zu öffnen – damit ihr Inhalt Ihnen helfen möge, Ihren eigenen Schatz zu erkennen und wertzuschätzen.

Ihre Anna Trökes

Die Essenz des Yoga

Der Yoga lehrt uns die Kunst, das Leben zu meistern. Um zum Meister unseres Lebens zu werden, brauchen wir Lehrer, die helfen, uns selbst zu erkennen, günstiges Verhalten und Handeln einzuüben, und die uns darin unterstützen, Entwicklung und Wandlung zuzulassen. Es sind die Meister, die uns die Essenz des Yoga vermitteln können und uns auf unserem Weg begleiten.

Yoga
ist
Verbunden-
heit

Warum brauchen wir Yogameister?

Die Welt des Yoga ist seit ihren Anfängen vor circa 3500 Jahren geprägt von der Beziehung zwischen Meister und Schüler. Die Beziehung und Verbundenheit war und ist die Grundlage der Belehrungen, der Anleitungen und vor allem auch der Einweihungen in den Yoga.

In der Frühzeit des Yoga wurde die Lehre ausschließlich mündlich überliefert. Die Meister wählten immer sehr genau, wem sie ihr Wissen weitergaben, denn wer mit diesem Wissen in Berührung kam, trug auch die Verantwortung, es sorgsam anzuwenden und es achtsam zu bewahren und weiterzutragen. Auf der Grundlage dieser Auswahl bestimmter Schüler, die in der Regel über viele Jahre hinweg ihrem Meister folgten und in seiner ständigen Gegenwart lebten, entstanden über Generationen hinweg die großen Yogatraditionen in Indien und Europa. Parampara wird diese Lehrer-Schüler-Beziehung genannt, und diese Form der persönlichen Übertragung der Lehrbefugnis wurde zu einem unverzichtbaren Charakteristikum des Yoga.

Heute dagegen scheinen die Lehren des Yoga allen zugänglich zu sein. Jeder kann sich ein Yogaübungsbuch kaufen oder ausleihen, viele Zeitschriften preisen ihren Leserinnen in fast jeder Ausgabe Übungsabfolgen und Asanas an. Lehrer oder gar Meister scheinen bei so viel gedruckter und gesprochener Anleitung kaum noch benötigt zu werden.

GURU *heißt wörtlich übersetzt »Der, der Licht ins Dunkel bringt«. Ein Guru ist der persönliche Lehrer eines Menschen, der sich auf den spirituellen Weg begeben hat. In Indien ist er damit wichtiger als die leiblichen Eltern, denn dort gilt der Guru als Stellvertreter des Wissens und damit des Göttlichen. Der Schüler empfängt sein Wissen in einer genau bemessenen Dosis »durch die Gnade des Guru«, und es gilt auch als Gnade, überhaupt einen Guru zu finden. Der Guru begleitet seinen Schüler ein Leben lang und gibt ihm Wegweisung und Unterstützung. Er sieht ihn so, wie Gott ihn sehen würde: immer in seinem vollen Potenzial.*

Yogalehrerin und Yogalehrer nennt sich heute oft schon, wer nur eine vierwöchige Ausbildung absolviert hat, und so wächst die Zahl der Yogalehrenden in Stadt und Land stetig an. Schaut man jedoch genauer hin, dann könnte man meinen, dass die guten alten Gymnastik- und Fitnesskurse einfach in ein neues Gewand geschlüpft sind, indem sie nun »Yogakurs« genannt werden. In kaum einem Buch, Artikel oder Kurs wird jedoch darauf hingewiesen, dass der Yoga eigentlich ein Übungsweg ist, um sich selbst zu erfahren und das eigene Wesen zu entwickeln und zu entfalten. Wenn wir uns auf diesen Weg begeben, werden unser Körper, unser Atem, unser Geist und unser Gemüt selbstverständlich mit einbezogen. Einen tieferen Sinn und eine innere Ausrichtung bekommen all die vielen Yogaübungen aber erst dadurch, dass sie in Verbindung zu der Philosophie gesetzt werden, aus deren Erkenntnissen heraus sie einst entwickelt wurde. Und um die Philosophie nicht nur zu vermitteln, sondern vor allem auch durch das eigene Beispiel erfahrbar werden zu lassen, sind Yogalehrer und -meister vonnöten.

Eine Beziehung voller Hingabe

In meinen fast vierzig Jahren Yogapraxis durfte ich viele bedeutende Meister erleben und bin manchen von ihnen über viele Jahre gefolgt. In ihrem Unterricht bekam ich nicht nur Übungsanweisungen, sondern vor allem auch Wegweisung und Wegbegleitung. Die Meister ließen mich an ihren Erfahrungen und Einsichten teilhaben. Sie luden mich ein, mich auf den Weg zu mir selbst zu machen, der nicht immer nur glatt und eben war, sondern häufig steinig und beschwerlich. Sie machten mir Mut, meinen dunklen Seiten zu begegnen, und beraubten mich meiner falschen Hoffnungen.

Meine Lehrer und Meister halfen mir, meinen eigenen Yogaweg zu finden und die Übungen des Yoga wie Werkzeuge zu benutzen, die mir in (fast) allen Situationen des Alltags gute Dienste leisten. Damit ich wirklich von ihnen lernen konnte, musste ich jedoch zuerst eine Fähigkeit entwickeln, die ich am Beginn meines Yogaweges noch in keiner Weise besaß: Vertrauen! Ich musste lernen, in die Autorität der Lehrer zu vertrauen, darin, dass sie wussten, wann es angebracht war, mich gegen den Strich zu bürsten und an meinen Widerständen zu packen. Obwohl ich zu einer Zeit die Schule und Universität besuchte, in der es zum guten Ton gehörte, jede Autorität zu hinterfragen und bloß ja keinem über 30 zu trauen, war ich nun gefordert, genau das einzuüben. Oft saß oder lag ich im Yogaunterricht und fragte mich, wie es möglich sei, dass jemand mir sagte, was ich tun und was ich lassen sollte, wie ich denken und wie ich fühlen sollte – und dass ich tatsächlich Lust hatte, mich diesen Geboten zu unterwerfen. Die Antwort war immer, dass ich die große Integrität und Verantwortlichkeit der Lehrer empfand – und deshalb war etwas in mir endlich bereit, sich einzulassen und die Unterweisungen und Ratschläge einfach mal anzunehmen. Aus dem jahrelang kultivierten Trotz und Widerstand wurde allmählich Hingabe – und damit konnte das Lernen erst richtig losgehen.

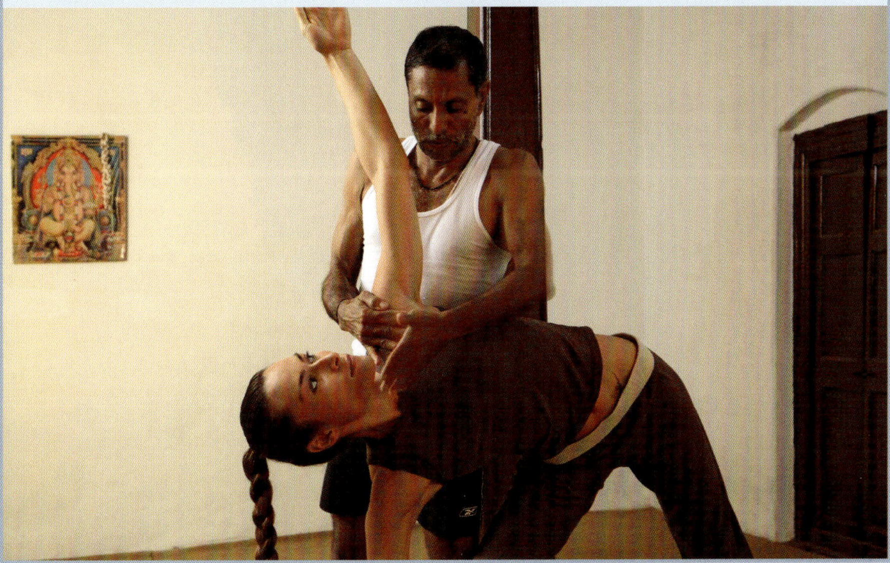

In Indien ist die Vermittlung von Yoga nur im Rahmen einer Lehrer-Schüler-Beziehung vorstellbar. Der Lehrer wird als spiritueller Wegbegleiter verstanden (modern: Coach), der junge Menschen in die Lebenskunst einweist.

Wenn ich heute mit anderen Yogalehrern und Yogalehrerinnen über diese wichtige Phase der Wandlung zur Hingabe rede, spüre ich oft ein überwältigendes Misstrauen und sehr viel Angst. Es ist die Angst, dass die Hingabe ausgenutzt wird und dass der eigene Wille manipuliert werden könnte. Und es ist die Angst, einem anderen Menschen Macht über das eigene Leben zu geben, also schlussendlich die Angst vor Abhängigkeit. Deswegen meiden viele, die Yoga üben und lehren, eine tief gehende Meister-Schüler-/Lehrer-Schüler-Beziehung, auch wenn sie spüren, dass eine solche Beziehung der wesentliche Faktor ist, um die wandelnde Kraft der Yogalehre wirksam werden zu lassen. Die Yogameister, die ich in diesem Buch vorstellen werde, haben alle für sich einen Prozess der Hingabe an ihren Meister oder an die innere Führung durchlaufen. Sie haben sich bewusst und vollkommen dem Yoga verschrieben – sich entschieden und festgelegt, diesen Weg in aller Tiefe und Konsequenz zu gehen. Aus dieser Verpflichtung und Hingabe heraus ist ihnen dann über die Jahre hinweg die Meisterschaft erwachsen. Sie waren es auch nicht selbst, die sich zum Meister ernannt haben. Es waren die Menschen, die sie begleiteten und die sich ihnen anvertraut hatten, die sie zum Meister werden ließen. Was an diesen Meistern wirklich auffällt, sind ihre Güte und ihre Herzqualitäten. Und genau diese Qualitäten sind es auch, die sie letzlich zu vermitteln suchen, diese »fünf geistigen Kräfte«, die wir bei Patañjali (Seite 15) finden: Vertrauen, Willenskraft, Einsicht/Wissen, Ruhe und Achtsamkeit. Denn nur diese Qualitäten können dazu führen, dass wir Verantwortung für unser Wohlbefinden und das Wohlergehen der Welt auf uns nehmen wollen und können.

Ein kurzer Gang durch die Geschichte des Yoga

Im Laufe der Zeit haben sich unüberschaubar viele Traditionslinien des Yoga herausgebildet, und diese Entwicklung setzt sich auch heute in großer Lebendigkeit fort. Jeder Mensch, der sich auf den Yogaweg begibt und wirklich auf ihn einlässt, wird mit den Übungen, die über die Jahrtausende entwickelt wurden, seine eigenen Erfahrungen machen. Diese Erfahrungen können im Rahmen der Tradition bleiben, in der er im Yoga unterwiesen wurde, oder sie können diesen Rahmen im Laufe der Zeit sprengen. Das geschieht, wenn sich die

Sichtweise oder auch das Bewusstsein des Übenden stark verändert und er beginnt, neue Zusammenhänge zu erkennen, oder wenn er das alte Wissen mit neuen Erkenntnissen oder Konzepten verbindet. Auf diese Weise hat sich der Yoga über die Jahrtausende hinweg immer weiterentwickelt.

Um zu verstehen, wie sich die unterschiedlichen Traditionslinien herausbilden konnten, die sich in den Konzepten der in diesem Buch vorgestellten Meister erfahren lassen, sollten wir einen kurzen Blick auf die Geschichte der yogischen Sichtweisen werfen, wie sie sich im Laufe der Zeit entwickelt und teilweise radikal verändert haben.

Eine uralte Tradition

Die Frühzeit des Yoga – die Welt der Rishis und des Veda

Am Beginn vor etwa 3500 Jahren war der Yoga noch sehr stark von einer magischen Sichtweise auf die Welt geprägt. Die Yogis – damals Rishi (»Seher«) genannt – waren Menschen, die intensiven Kontakt mit den alten vedischen Göttern pflegten. Mithilfe bestimmter Atem- und Meditationsübungen konnten sie sich in die Lage versetzen, die Götter des vedischen Pantheons zu schauen und mit ihnen zu kommunizieren. Diese frühen Yogis experimentierten noch viel mit halluzinogenen Substanzen, und sie nutzten ihre Atemkraft auf extremste Weise, um ihr Bewusstsein zu verändern und zu erweitern. Sie waren Außenseiter der Gesellschaft, die gleichermaßen bewundert und gefürchtet wurden. Das Wissen, die außergewöhnlichen Fähigkeiten und wundersamen Kräfte (wie Hellsehen), die die Rishis durch ihre Schau erwarben, benutzten sie, um Macht über ihre Mitmenschen und sogar die Götter zu gewinnen.

VEDA *(»Wissen«) heißen die ältesten heiligen Texte der indischen Kultur. Sie entstanden vor ca. 3500 Jahren und enthalten die frühesten philosophischen Einsichten der indischen Überlieferung. Bis heute sind sie maßgeblich für fast alle religiösen und ethischen Richtlinien. Ein wesentlicher Teil sind Ritualvorschriften für die Götter des vedischen Pantheons wie Indra (der Göttervater), Agni (Gott des Feuers), Vayu (Gott der Winde), Surya (Sonnengott) oder Uma (Göttin der Morgenröte). Ähnlich den griechischen Göttern nahmen sie menschliche Gestalt an und wurden mit Ritualen und Opfern angerufen, genährt und besänftigt.*

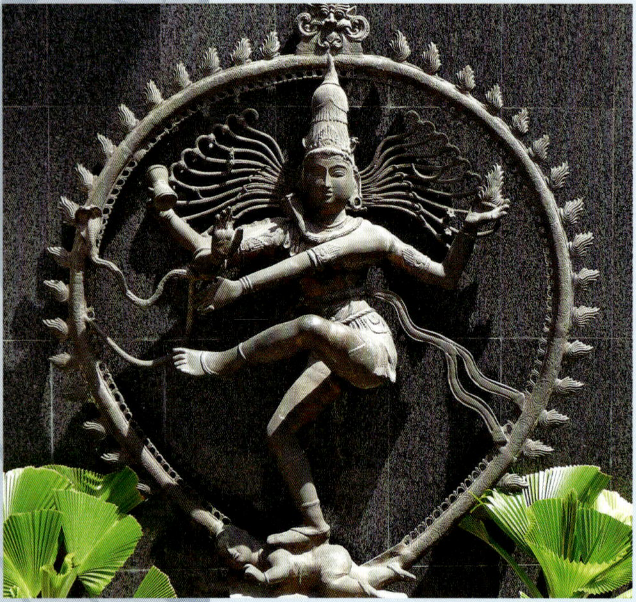

Shiva Nataraj symbolisiert mit seinem Tanz das ewige Werden, Bestehen und Vergehen allen Seins.

Die Zeit der Upanishaden – Alleinheitsdenken und erste Yogagruppen

Am Ende der vedischen Zeit, im Vedanta (Ende des Veda, ab dem 6. Jahrhundert v. Chr.), hatte sich die Form der Yogapraxis zum ersten Mal stark verändert. Aus den alten wilden und unabhängigen Rishis waren Weisheitslehrer geworden, die in Gemeinschaft mit ihren Frauen und einer Reihe von Schülern lebten.

Zu dieser Zeit entstehen die ersten reinen Yogatexte, die Upanishaden. Die Wortbedeutung und die Form sagen viel darüber aus, wie diese Texte vermutlich entstanden sind: *Upanishad* heißt »nahe bei jemandem sitzen«, und die Textform ist in der Regel ein Dialog zwischen Lehrer und Schüler.

Yoga wird nun also in einer Gemeinschaft geübt, der ein Meister vorsteht. Dieser sucht nicht mehr persönliche Macht, sondern wird zum Wegbegleiter und teilt sein Wissen freigebig mit denen, die ernsthaft danach fragen. Häufig sind es ganz junge Menschen, die in die Lehren des Yoga eingeführt werden – diese sollen ihnen helfen, Antworten auf die großen Sinnfragen des Lebens zu finden oder vielmehr diesen Sinn intuitiv zu erfahren.

Ein Grundgedanke der Upanishaden ist die Annahme, dass jedem Menschen ein Wesenskern – Atman – zu eigen ist, der ihn mit der Weltenseele, dem Absoluten – Brahman – verbindet.

Tat tvam asi, »Du bist Das (Absolute)«, wird zum Leitgedanken einer Philosophie, die sich auch Advaita (Nicht-Zweiheit) nennt. Der Yoga hilft dem Übenden nun, zu erkennen, dass er nie vom Göttlichen getrennt war, sondern dass er es in seinem So-Sein bereits verkörpert, dass er und das Göttliche also untrennbar eins sind.

Buddha und die Idee der Freiheit als Ziel des Yoga

Wenig später – um 500 v. Chr. – zog ein Yogi namens Siddhartha Gautama Shakyamuni durch Nordindien von Meister zu Meister. Bei ihm funktionierte keine der Lehren, die damals vermittelt wurden, denn er konnte sich auf keines dieser Konzepte einlassen. Jedes Konzept – und jede Lehre ist zwangsläufig ein Konzept – erschien ihm als unzumutbare Einschränkung des Bewusstseins. Er suchte das reine Bewusstsein. Das fand er, als er sich in Bodhgaya unter den Boddhi-Baum setzte, um zu wirklicher Klarheit zu finden. So wurde er zum Buddha (»Erwachter«).

Seitdem kennt der Yoga eine Sichtweise, die radikal frei ist von allen Göttern, die ohne jede Religion auskommt und die sich auf wenige, für jeden überprüfbare Grundansichten – die Vier edlen Wahrheiten – stützt.

Kaum dass Buddha Shakyamuni seinen Erkenntnisdurchbruch erlangt hatte, sammelte sich eine große Zahl von Schülern um ihn – die erste Sangha (eine spirituelle Gemeinschaft). Die Schüler hatten den Status von Mönchen, die dem Buddha folgten und ihn versorgten – das kann man sich ähnlich wie bei Jesus und seinen Jüngern vorstellen. Einige dieser Mönche waren es dann auch, die nach Buddhas Tod seine Lehre weiterverbreiteten. Sie besteht vor allem darin, zu erkennen, dass alle Anhaftungen im Leben zwangsläufig zu Leid führen müssen und dass es deshalb notwendig ist, sich von allen diesen Anhaftungen zu lösen. Das, woran wir anhaften, ist unser Ego (Seite 61), sind unsere Gedanken und Gefühle, unsere Vergangenheit und unsere Erinnerungen, unser Besitz und so weiter. Der radikale Gedanke der Freiheit, der im Buddhismus entwickelt wurde, war überaus bedeutend für die fast zeitgleich aufkommende Philosophie des Samkhya, auf welcher der Yogaweg des Patañjali basiert.

> *»Wir sind das, was wir denken. Alles, was wir sind, entsteht durch unsere Gedanken. Mit unseren Gedanken erschaffen wir die Welt. Sprich oder handle mit reinen Gedanken, und das Glück wird dir auf dem Fuße folgen wie ein Schatten, der nie von dir weicht.«*
>
> *Buddha Siddhartha Gautama*

Der Klassische Yoga – der Achtfache Pfad Patañjalis

Niemand weiß genau, wer eigentlich Patañjali war. Man vermutet, dass er irgendwann um die Zeitenwende lebte. So unbekannt der Autor, so bekannt ist sein Text, der »Leitfaden des Yoga« (Yoga-Sutra). Im Yoga-Sutra werden erst-

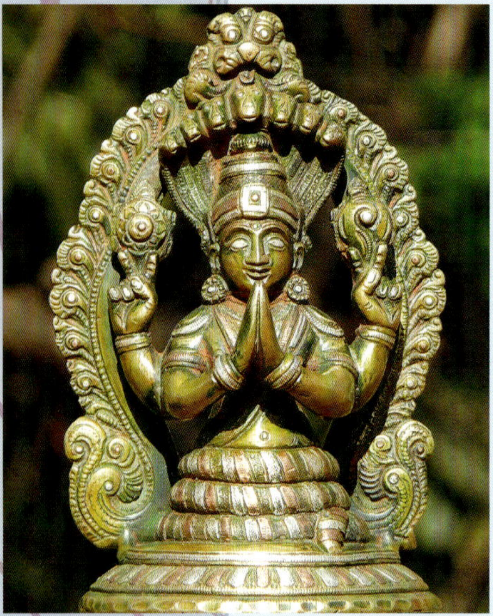

Darstellung des Patañjali, dem die Yoga-Sutras zugeschrieben werden. Sie sind bis heute einer der maßgeblichen Yogatexte.

mals systematisch die Lernschritte auf dem Yogaweg und eine Vielzahl von Methoden beschrieben, die als Werkzeuge genutzt werden können. Im Grunde finden wir in diesem Text die gesamte Methodik des Yoga – es wird erläutert, wie man üben soll und was die Perspektive einer solchen lebenslangen Übungspraxis sein kann. Das Yoga-Sutra ist zwar schon rund 2000 Jahre alt, aber es überrascht den Leser durch seine Zeitlosigkeit und Modernität. Jeder kann sich wiederfinden in den Beschreibungen der Struktur und der Gewohnheiten des Geistes. Und jeder, der mithilfe des Yoga-Sutra übt, wird feststellen können, dass er seinen Geist verändern und bearbeiten kann.

Der Yogaweg wurde in der damaligen Zeit zu einer »Wissenschaft des menschlichen Geistes« geformt. Das ist sicher ein Grund dafür, dass das von Patañjali zusammengetragene Wissen heute der Klassische Yoga genannt wird.

Fast alle Yogatraditionen fühlen sich seither dem Klassischen Yoga verpflichtet und bauen direkt oder indirekt auf ihm auf. Zwar unterscheiden sich heute die Lehransätze teilweise sehr voneinander, das Yoga-Sutra und der Achtfache Pfad sind aber das verbindende Glied.

Patañjali definierte als erster, was Yoga ist. Demnach ist Yoga der Zustand, in dem die Bewegungen und Aktivitäten des Geistes zur Ruhe kommen. Infolge dieser Beruhigung entsteht Klarheit. Und mittels dieser mentalen Ruhe und Klarheit ist der Mensch in der Lage, sich in seinem So-Sein zu erfahren und das Wesen der Objekte zu erfassen, die er vermittels seiner Sinne wahrnimmt. Das heißt, in diesem Zustand wird ein Mensch das, was er wahrnimmt, weder bewerten (als angenehm/unangenehm) noch beurteilen (will ich haben/will ich nicht haben) noch benennen. Er ist vielmehr in der Lage, das, was er wahrnimmt, einfach sein zu lassen, indem er nicht darauf eingeht, und kann deshalb ganz bei sich bleiben. Wenn man ein solches Verhalten immer wieder einübt, wird daraus ein stabiler, ruhiger Geist entstehen und ein Gemütszustand der Gelassenheit.

Patañjali beschreibt ausführlich die Perspektive und das Ziel einer solchen Yogapraxis. Das Ziel ist – ganz ähnlich wie im Buddhismus – die Freiheit von allen Anhaftungen, hier Kaivalya genannt. Auch im Klassischen Yoga wird alles, wovon wir materiell und immateriell abhängig sind, als Ursache für unser Leiden gesehen. Gelassenheit bedeutet also vor allem, seine eigenen Abhängigkeiten zu erkennen – und loszulassen.
Diese Gedanken des Yoga-Sutra werden Sie in fast jedem Interview mit den Meistern wiederfinden. Sie sind die kraftvolle, zeitlose Botschaft des Yoga, die jeder, der sich auf den Yogaweg einlässt, erkennt und zu verwirklichen sucht.

Hatha-Yoga – der Weg, der den Körper mit einbezieht

Der Hatha-Yoga ist der erste Yoga-Übungsweg, der sich für den Körper interessiert. Alle früheren Wege zielten ausschließlich auf den Geist, und wenn sie überhaupt irgendwie auf den Körper eingingen, dann höchstens insofern, als eine aufrechte Körperhaltung gefordert und der Zusammenhang zwischen dem Atem und dem Geist erkannt und genutzt wurde.
Der Hatha-Yoga zeigt einen radikal anderen Ansatz als alle Yogawege vor ihm und bezieht gleichzeitig das gesamte Wissen des Yoga in seine Konzepte ein. Dieser »Weg, der am Körper ansetzt« (Kaya Sadhana) wurde ab dem 6. Jahrhundert n. Chr. entwickelt. Seine Grundlage ist die Philosophie des Tantra, die wiederum in der hinduistischen Glaubensrichtung des Shivaismus gründet.
Im Tantra wurde zum ersten Mal in der Geschichte des Yoga der Körper mit all seinen Bedürfnissen nicht mehr als Hindernis angesehen, sondern vielmehr als »der Ort der Wahrheit«. Die Yogameister dieser Zeit erkannten, dass unser Körper unverzichtbar ist, um Erfahrungen zu machen, und dass er jede unserer Erfahrungen, jedes unserer Gefühle und jeden unserer Gedanken eins zu eins widerspiegelt und ausdrückt. So kam die Vorstellung auf, dass unser Körper unser Tempel ist, der mittels der Übungspraxis gereinigt, gepflegt, genährt und gestärkt werden soll.

HATHA *bedeutet »Sonne (ha) und Mond (tha)«, die symbolisch für die Polaritäten von männlich und weiblich, links und rechts, oben und unten, Tag und Nacht, Aktivität und Ruhe, Geben und Empfangen stehen. Im Hatha-Yoga sollen diese Polaritäten harmonisiert werden, damit der Geist still und klar werden kann.*

Die Methoden des Hatha-Yoga wollen uns aber nicht nur zu einem gesunden, kraftvollen, schönen Körper verhelfen, sondern auch dahin führen, dass wir unseren Körper als Ausdruck des Wunders des Lebens erkennen. Die bewusste Erfahrung des Lebens, die in allen seinen Prozessen deutlich wird, unterstützt uns darin, uns mit der göttlichen Kraft zu verbinden, die alles Lebendige inspiriert und nährt. Aus der Erfahrung dieses tiefen Verbundenseins erwächst uns die Freude und Glückseligkeit, die sich ganz aus sich selbst heraus speist.

Der Hatha-Yogi erfährt seinen höchsten Zustand, indem er sich von der Empfindung durchdringen lässt, dass er in seinem So-Sein das Wunder des Lebens und die Fähigkeit der Bewusstheit verkörpert. Er muss nichts suchen, muss nichts finden, sondern nur das erkennen, was er schon ist: lebendig und bewusst! Diese Erfahrung ist seine Meditation, die ihm die Gewissheit schenkt, durch das Leben, das durch ihn hindurch wirkt, mit der ganzen Schöpfung verbunden zu sein und sich als unverzichtbarer Bestandteil im gewaltigen Netzwerk (das ist eine Bedeutung des Begriffs Tantra, Seite 124) des Universums zu erleben.

»Nicht erreicht man Vollkommenheit durch das Tragen des Yogagewandes oder durch Gespräche über Yoga, sondern nur durch Üben.«

Hatha-Yoga-Pradipika 1.66

Mit dieser inneren Ausrichtung bekommt die gesamte Körperübungspraxis im Hatha-Yoga eine neue Ausrichtung und Sinnhaftigkeit.

Alle Meister in diesem Buch beziehen sich auf diese Sichtweise, wenn sie über Übungen reden. Auf die Frage, ob sie eine Hatha-Yoga-Übung als »die beste« erachteten, hatten alle Mühe, sich festzulegen. Sie vertraten die Ansicht, dass jede Übung gut sei, wenn sie mit dem richtigen Verständnis geübt werde. Die Übungen, die wir dann für dieses Buch aus der Fülle ihres Wissens ausgewählt haben, sind solche, die ihr Anliegen und ihre Botschaft speziell verdeutlichen sollen.

Der moderne Yoga

Der Yoga, den wir heute üben, gründet sich vor allem auf dem Hatha-Yoga. Allerdings werden in den meisten Yogaschulen – im Gegensatz zu den hier vorgestellten Traditionen – nur die Körperübungen (Asanas) und einige wenige Atemübungen (Pranayama) gelehrt.

Der Spagat zwischen Tradition und Moderne

Als T. K. V. Desikachar – der Sohn von Sri T. Krishnamacharya, einem der bedeutendsten Yogameister der Neuzeit (Seite 49) – in Europa zu unterrichten begann, machte er uns eindrücklich auf einen Umstand aufmerksam, der gleichermaßen ein Dilemma und eine Chance ist. Er sagte, dass jeder, der Yoga unterrichte, damit der Tradition des Yoga verpflichtet sei, so wie sie sich über die Jahrtausende hinweg entwickelt habe. Gleichzeitig sei er aber auch den Menschen verpflichtet, die heute mit ihren Beschwerden, ihren Erwartungen und Wünschen einen Yogakurs aufsuchen. Und schließlich sei er auch noch seinen eigenen Wünschen und Anliegen verpflichtet, die ihm bestimmte Yogainhalte und Blickwinkel auf die Philosophie und Übungspraxis wichtiger erscheinen ließen als andere. Desikachar lud uns ein, darüber zu reflektieren, in welcher Hinsicht und in welchem Ausmaß wir uns wirklich den Grundanliegen des Yoga verpflichtet fühlten, und er bat uns auch, sehr genau darüber nachzudenken, warum wir eigentlich ausgerechnet Yoga unterrichten wollten. Er verwies uns auf unsere Verantwortung, die wir im Unterricht nicht nur für unsere Teilnehmer/-innen übernehmen, sondern auch dafür, dass da, wo Yoga draufsteht (zum Beispiel in der Kursbeschreibung), auch tatsächlich Yoga drin ist. Und er gab uns auf, darüber nachzusinnen, wo wir uns selbst in diesem Spannungsgefüge wiederfinden könnten, um zwischen all diesen Ansprüchen einen mühelosen und anmutigen Spagat zu machen.

»Wenn die Anstrengung um die Wahrheit ehrlich ist, wird sich zeigen, dass das, was wie verschiedene Wahrheiten aussieht, in Wirklichkeit so ist wie die zahllosen und anscheinend verschiedenen Blätter ein und desselben Baumes.«

Mahatma Gandhi

Jeder der Meister in diesem Buch hat genau das geschafft. Jede und jeder von ihnen ist der zeitlosen Lebenskunst des Yoga zutiefst verpflichtet und doch auch ganz bezogen auf die Menschen, die in ihren Unterricht kommen. Sie haben auf ihre eigene Weise Möglichkeiten gefunden, das Wissen, das sie von ihren Meistern gelernt haben, an die Bedürfnisse ihrer Teilnehmer/-innen anzupassen. Dabei ist es ihnen gelungen, in ihrer Verpflichtung bezüglich der Lehre des Yoga und der Tradition, aus der sie stammen, authentisch zu werden und zu bleiben. Dies mag einer der Gründe sein, dass sie zu Meistern wurden – auf jeden Fall zu Meistern dieses die Bedürfnisse vereinenden Spagats.

Die Begegnung mit den Gurus

Die Meister und Meisterinnen, die ich in diesem Buch vorstellen werde, kenne ich schon seit vielen Jahren, weil ich entweder zu ihnen gereist bin oder ihre Kurse in Europa besucht habe. Ich habe sie zu den Kursen meiner Yoga-Lehrausbildungen und zu meinen Yogakongressen eingeladen oder auch gemeinsamen mit ihnen bei solchen Anlässen unterrichtet. Einige von ihnen sind im Laufe der Zeit zu Freunden geworden, was aber nichts an der Tatsache ändert, dass ich mich selbst vorrangig als ihre Schülerin betrachte.
Die Auswahl, die ich traf, bezog sich zum einen darauf, dass ich wirklich Meister und Meisterinnen des Yoga vorstellen wollte. Zum anderen war mir sehr daran gelegen zu zeigen, wie unterschiedlich die Yogatraditionen die alten Lehren vermitteln und wie einzigartig sich jede Meisterin und jeder Meister in der Begegnung mit dem Yoga entfaltet hat.

Erfahrung prägt die Lehre

Yoga ist ein Erfahrungsweg, und wir können davon ausgehen, dass alle Yogatexte auf dem persönlichen Erleben der Menschen basieren, die die Techniken des Yoga über einen langen Zeitraum hinweg kontinuierlich geübt haben. Im Verlauf dieses Übens begaben sie sich in einen Prozess der Wandlung und der Verwandlung, der dazu führte, dass sie sich in ihrer Persönlichkeit, ihren Denkmustern und ihrem Verhalten veränderten.
Fast alle hier vorgestellten Meisterinnen und Meister äußerten im persönlichen Gespräch ganz freimütig, dass sie mit dem Yoga begonnen hätten, weil sie mit dem Leben, das sie bis dahin geführt hatten, nicht mehr zufrieden waren. Es fehlte ihnen etwas in ihrem Dasein, das sie nicht im Außen finden, lernen oder kaufen konnten. Sie suchten Sinn, Ausrichtung und Perspektive und wollten herausfinden, wer sie sind. Der Wunsch nach Erkenntnis und vor allem Selbsterkenntnis war so drängend geworden, dass viele von ihnen mit ihrem alten Lebensstil brachen.
Sie begaben sich auf die Reise und damit in das Abenteuer, sich selbst zu begegnen in den Yogaübungen und Meditationen und sich ihren Licht- und Schattenseiten zu stellen. In dieser Konfrontation mit der Person, die sie ge-

worden waren, und der Identität, die sie sich erschaffen hatten, zeigte sich im Verlauf des intensiven Übens, dass vieles, was ihnen zu einem früheren Zeitpunkt wichtig war, hinfällig und verzichtbar wurde.

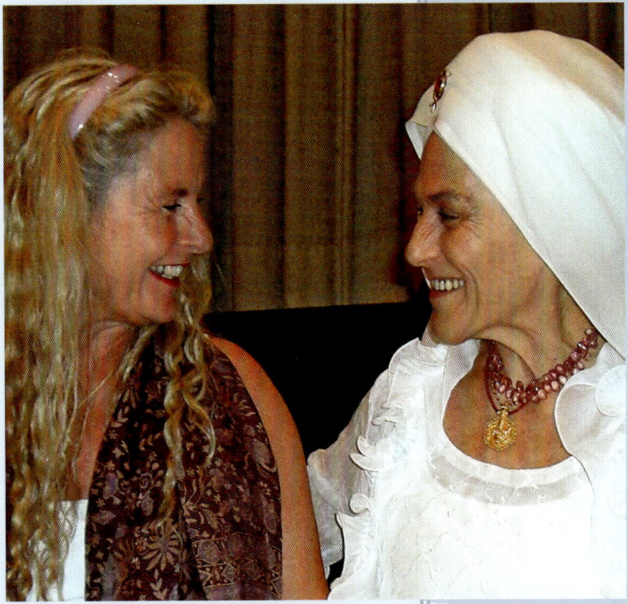

Gurmukh mit ihrer kraftvollen Anmut, unglaublichen Tatkraft und Präsenz ist für mich ein großes Vorbild. Ich hoffe, dass ich mit fast 70 Jahren auch noch so viel Energie und Ausdauer haben werde!

Sehr wichtig erscheint mir, dass die Meisterinnen und Meister, die mit Yoga begonnen hatten, weil sie Veränderungen einleiten wollten, ihrer alten Persönlichkeit gefühlsmäßig noch immer sehr verbunden sind. So kommt es, dass sie ein tiefes Verständnis für die Probleme und das Leid haben, welche ihre Schüler an sie herantragen und von denen sie erlöst werden möchten. Diese Lehrer sind besonders empathisch und gute Begleiter, da sie den Weg zu der Person, die sie jetzt sind, zu der Freiheit und Selbstverantwortung ja bereits gegangen sind und weil sie deshalb all die Fallen, Hindernisse und Fallstricke nur zu gut kennen. Sie bleiben dadurch auch in ihrer Meisterschaft ganz von dieser Welt, und man kann ihnen wirklich auf Augenhöhe begegnen.

Die Wahrheit stellt sich immer wieder anders dar

Jeder Meister und jeder, der sich ernsthaft auf den Yoga einlässt, wird mit Erfahrungen konfrontiert, die schon viele Menschen vor ihm gemacht haben. Sie erleben, dass ihr Geist in der Regel eher zerstreut, unruhig und instabil ist, dass sie an Menschen, Dingen, Erinnerungen, Konzepten und Glaubenssätzen haften, obwohl sie schon lange erkannt haben, dass diese ihnen nicht guttun. Aber es ist sehr schwer, sich tatsächlich zu verändern, auch wenn man motiviert ist und sich wirklich anstrengt.
Jeder Mensch wird solche Erfahrungen jedoch individuell bewerten, empfinden und sich ganz unterschiedlich dazu verhalten. So kommt es, dass man

viele der Yogalehren zwar wie grundlegende Wahrheiten behandelt, die Lehrer jedoch gleichzeitig vermitteln, dass es ganz an uns liegt, wie wir damit umgehen. Wenn ich also eine Meisterin oder einen Meister nach der Essenz der eigenen Yogalehre oder der Yogapraxis frage, wird mir jede und jeder von ihnen ihre/seine Wahrheit kundtun.
Und jeder Mensch, der dann damit übt, wird wiederum seine ganz eigenen Erfahrungen mit diesen Wahrheiten machen und sie bestätigen oder ablehnen. Das zu wissen ist sehr wichtig, denn sonst kann es schnell passieren, dass ich denke, ich mache etwas falsch oder sogar »Ich bin falsch«, wenn eine Übung bei mir nicht so wirkt, wie es ein Yogameister versprochen hat.

Wer Reinhard Gammenthaler erlebt, wird merken, dass er als Mensch immer wieder ganz hinter die Yogalehre zurücktritt. Dann ist da nur noch der Yoga, der durch ihn hindurch wirkt.

Schüler werden

Wenn Sie sich mit den Übungen und Überlegungen beschäftigen, die ich in diesem Buch vorstelle, werden Sie Ihre ganz individuellen Erfahrungen damit machen. Egal ob eine Übung oder ein Gedankengang Ihnen guttut (was ich natürlich sehr hoffe) oder nicht, Sie werden auf jeden Fall viel über sich selbst lernen können. All die Gedanken und Übungen, die die Meister als wichtig erachten und die sie ausgewählt haben, sind in ihnen über eine lange Zeit hinweg ausgereift und sehr, sehr oft von ihnen erprobt worden. Sie werden also sicher davon profitieren, wenn Sie sich in dieses Strömen der Yogapraxis der Meister einfügen und von dem starken Fluss mittragen lassen, der durch das stetige körperliche und vor allem das geistige Üben entsteht. Die Wirkungen werden von Mensch zu Mensch verschieden sein, da jeder seine eigene Geschichte und seine eigenen Bedürfnisse mitbringt. Wenn Sie sich aber innerlich einlassen und öffnen, um die verwandelnde Kraft des Yoga in sich wirken zu lassen, dann wird Ihnen alles, was die Meister hier vorschlagen, sehr guttun. Sie werden Ihr Leben mit anderen Augen

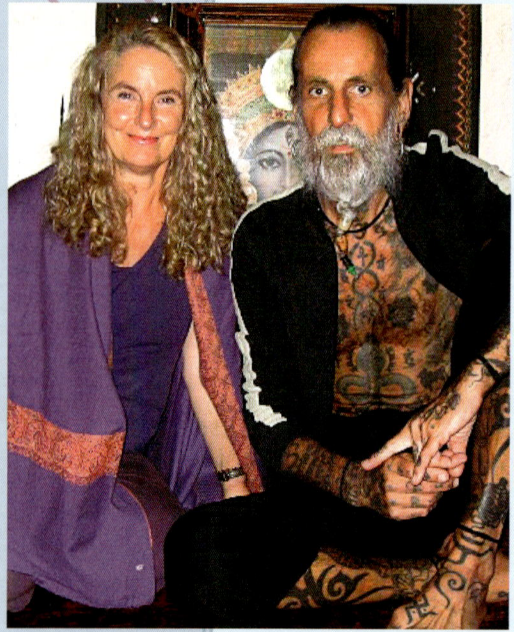

betrachten, werden Freude daran haben, neue Denk- und Verhaltensweisen auszuprobieren, und werden sicher viele wichtige neue Impulse für Ihre Yogapraxis empfangen. Vielleicht werden Sie dadurch die Schritte machen, die auch Sie zur Meisterin/zum Meister in Ihrem Leben werden lassen.

Üben mit dem Buch

»Konsequenz besteht darin, dass man der Wahrheit nachlebt, so wie man sie von Augenblick zu Augenblick erkennt, mag das dann auch inkonsequent sein gegenüber dem Verhalten in der eigenen Vergangenheit.«

Mahatma Gandhi

Das Buch bietet Ihnen ausgewählte Bewegungsabläufe, Asanas, Atemübungen und Meditationen. So können Sie sich ein Übungsprogramm zusammenstellen, das Ihnen helfen wird, die Essenz des Yoga in sich zu entfalten und sie in Ihrem Leben wirksam werden zu lassen – den ruhigen, friedvollen und stabilen Geist und die innere Gelassenheit.

Vielleicht möchten Sie aber auch zuerst einmal die Übungsprogramme ausprobieren, die Ihnen im Anhang des Buches vorgestellt werden. Ich empfehle Ihnen, dass Sie ein Programm mindestens sechs Wochen durchgehend üben, am besten täglich (oder doch so oft wie nur irgend möglich). Erst nach dieser Zeitspanne können nämlich die Übungen wirklich zu wirken beginnen!

Die Programme sind in sich kurz genug, um sie auch in einen vollen Tagesablauf einzufügen. Üben Sie idealerweise jeden Tag zum gleichen Zeitpunkt, sodass Ihnen Ihre Yogapraxis zu einer lieben Gewohnheit werden kann.

Finden Sie einen Platz in Ihrer Wohnung, an dem Sie sich wohlfühlen und der Ihnen genügend Raum zum Üben bietet. Achten Sie darauf, ungestört zu sein (schalten Sie Ihr Handy am besten ganz aus!).

Wenn Sie sich unwohl fühlen oder krank sind, können Sie in jedem Fall eine Atemübung (Seite 69) oder eine Meditationsübung (Seite 37) machen. Horchen Sie auf Ihren Körper und erzwingen Sie nichts! Lassen Sie länger andauernde Beschwerden durch einem Arzt abklären.

Gönnen Sie sich wenigstens zeitweise auch Yogaunterricht in der Gruppe oder im Einzelunterricht. Das tut gut und hilft Ihnen zu vermeiden, dass sich Fehler beim Üben einschleichen. Vielleicht finden Sie ja auch dabei Ihren Meister!

Die 7 Schätze des Yoga

1. *Kundalini-Yoga*
2. *Heart of Yoga*
3. *Pranayama*
4. *Vinyasa Krama*
5. *Buddhistischer Yoga*
6. *TriYoga Flows*
7. *Tantra-Yoga*

Kundalini Yoga

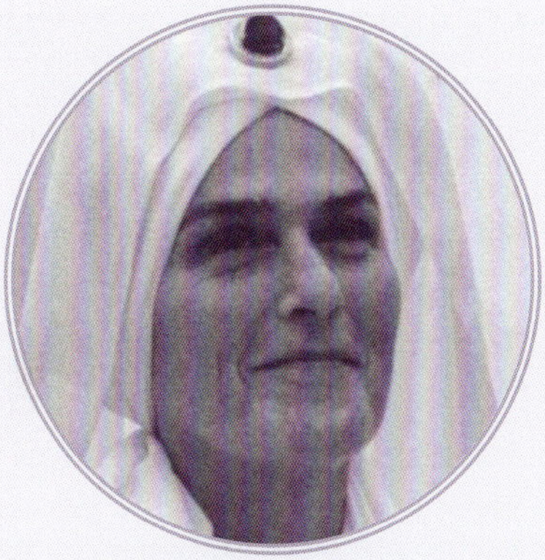

Gurmukh Kaur Khalsa

Sie ist sicherlich die bekannteste Lehrerin des Kundalini-Yoga nach Yogi Bhajan. Bei ihr üben Stars wie Madonna, Rosanna Arquette, Courtney Love und Cindy Crawford. Ihre Schwerpunkte sind Yoga für die Frau und vor allem Yoga für Schwangere.

Obwohl sie – wie sie selbst immer wieder betont – auf eine sehr glückliche Kindheit zurückblickte, hatte sie sich von den Strömungen der Hippiebewegung mitreißen lassen und einem bedenkenlosen Alkohol- und Drogenkonsum hingegeben. Als sie aus dem Leid, das ihr daraus erwuchs, einen Ausweg suchte, fand sie zum Yoga.

Sie begegnete Yogi Bhajan schon 1971 in Los Angeles. So kam es, dass sie zu einer der Pionierinnen des Kundalini-Yoga im Westen wurde, den sie nun schon seit über dreißig Jahren unterrichtet. 1983 gründete sie das Golden Bridge Center in Los Angeles. Es ist eine Yoga-Community und zugleich das größte Yogazentrum der USA. 1800 m^2 Studiofläche, mehr als 100 Kurse pro Woche und mehr als 5000 Übende pro Monat – abgesehen von den etwa 10 000 Gästen pro Monat – weisen auf Dimensionen hin, wie man sie sonst nur von den ganz großen Gurus Indiens wie etwa Sri Sri Ravi Shankar kennt. Gurmukh hat dieses Zentrum geschaffen, um Menschen einen Zufluchtsort zu bieten, an dem sie sich von den Stürmen des Lebens erholen können. Gurmukh wurde vor allem dadurch berühmt, dass sich bei ihr viele Hollywoodstars vom Stress ihres Prominentenlebens erholen oder sich auf die Geburt vorbereiten.

KUNDALINI-YOGA *ist eine andere Bezeichnung für Hatha-Yoga. Sie zielt darauf ab, dass mittels der Yogatechniken unser schlafendes Bewusstseinspotenzial (Kundalini) geweckt wird, um sich als Bewusstseinsenergie in unserem Leben entfalten zu können. Auch wenn sie alle dieses Ziel verfolgen, können die Inhalte der »Kundalini« genannten Yogaformen durchaus beträchtlich voneinander abweichen.*

Ihr wesentliches Anliegen ist es jedoch, Menschen in einen Zustand von innerer Ausgeglichenheit und Frieden zu führen und sie dazu zu bewegen, für ihren Körper *(healing you)*, ihr Leben *(healing your family)* und ihre Umwelt *(healing the world)* die Verantwortung zu übernehmen.

»Wir heilen erst uns, dann unsere Familien und dann die Welt. Auf der Matte üben wir Yoga ein. Dann rollen wir die Matte zusammen und machen im Alltag weiter – als Yoginis und Yogis«, ist eine von Gurmukhs Botschaften, die sie wieder und wieder verkündet.

Ganz erstaunlich ist Gurmukhs Energie. Wer sieht, wie sie in den anstrengendsten Übungen endlos mit Leichtigkeit und Anmut zu verweilen vermag, wird niemals denken, dass sie bereits auf die siebzig zugeht.

Die Tradition nach Yogi Bhajan

Yogi Bhajan (1929–2004) stammte aus einer Sikh-Familie, die im indisch-pakistanischen Grenzland lebte. Sein Vater war Arzt, weswegen er sich schon früh mit Medizin, natürlichen Heilweisen und Yoga zu beschäftigen begann. Aufgrund seiner intensiven Studien wurde er bereits im Alter von 16 Jahren von seinem Lehrer Sant Hazara Singh zum Meister des Kundalini-Yoga ernannt. Aber Yogi Bhajan studierte auch Wirtschaftswissenschaft, schlug nach dem Diplom eine erfolgreiche Laufbahn im indischen Staatsdienst ein und gründete eine Familie. Er besuchte weiterhin spirituelle Lehrer und diente einige Jahre im Goldenen Tempel in Amritsar, dem wichtigsten Sikh-Tempel, als Karma-Yogin (das ist ein Mensch, der sein Handeln uneigennützig und oft auch unentgeltlich in den Dienst einer Sache stellt).

3HO – Healthy, Happy, Holy Organization

1968 wurde Yogi Bhajan von einer kanadischen Universität eingeladen, einen Vortrag über Yoga zu halten. Dort und in Los Angeles erlebte er, dass die Mehrzahl der Studentinnen und Studenten weniger ihre Studieninhalte, sondern vielmehr Drogen, Alkohol und sexuelle Freizügigkeit im Kopf hatten. Es war die Zeit der Blumenkinder und Hippies, und der Lebensstil der Studenten war außerordentlich exzessiv und selbstzerstörerisch. Im Grunde suchten sie nach Glückseligkeit, Entspanntheit und Freiheit – das erkannte Yogi Bhajan klar und schnell. Und er wusste ja, dass dies mit Mitteln zu erreichen ist, die nicht dermaßen zerstörerisch auf die körperliche, geistige und seelische Gesundheit wirken.

Er begann also, spezielle Yogakurse auf Basis der Sikh-Yogatradition zu entwickeln, und gründete im Laufe der nächsten Jahre die 3HO – Healthy, Happy, Holy Organization (»gesund, glücklich, heilig«). Yogi Bhajan erschuf damit ein vollständiges, didaktisch wohldurchdachtes und spirituell tiefgründiges Yogaübungssystem, das unter dem Namen »Kundalini Yoga« weltweit bekannt wurde.

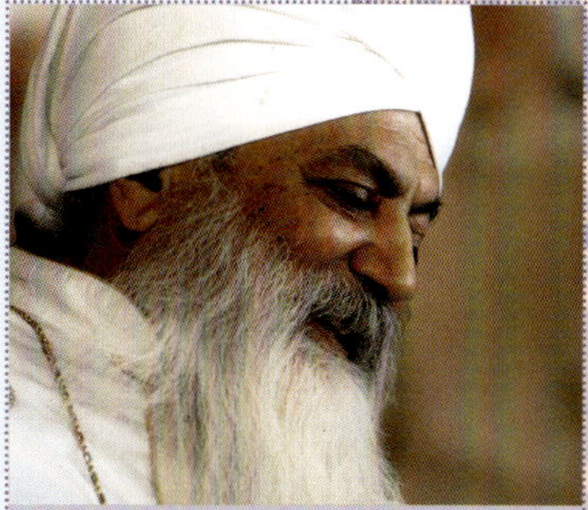

Yogi Bhajan war überzeugter Sikh. Die etwa 500 Jahre alte Sikh-Religion ist monotheistisch, betont die Einheit und Schönheit der Schöpfung, lehrt ganzheitliches Denken, fördert ein sozial ausgerichtetes, respektvolles Leben, die Integration universeller Tugenden im Alltag und eine spirituelle Entwicklung. Auf dieser Lehre, den Lebensregeln und der Yogatradition der Sikh beruht Yogi Bhajans Yogakonzept.

Der Fokus dieses Yogawegs

⁕ Der Kundalini-Yoga ist ein in sich abgeschlossenes, komplexes Hatha-Yoga-System, das gleichermaßen Bewegungsabläufe, Asanas, intensive Atemübungen, Meditationen, Gesang (Mantra, Kirtan), Visualisierungen und Übungen zur Umstimmung schädlicher Mentalkräfte umfasst. Dazu gehören auch eine yogische Lebensführung und eine vegetarische Ernährungsweise (die Küche der 3HO-Zentren ist berühmt für ihre hervorragende vegetarische Kost!).

⁕ Die Methoden des Kundalini-Yoga stehen in einem engen Zusammenhang zu Sat Nam Rasyam, der Heilkunst der Sikhs.

⁕ Die Übungen des Kundalini-Yoga sind häufig fordernd und anstrengend. Sie werden sehr lange geübt (mindestens 3 Minuten, oft bis zu 15 Minuten).

Lehrer und Lehrerinnen des Kundalini-Yoga tragen oft die klassische Kleidung der Sikhs, zu der auch der Turban gehört.

Was dies für das tägliche Leben bedeutet

⁕ Während des langen, anstrengenden Übens begegnet man seinen Widerständen, Aggressionen, seiner Wut, seinen Ohnmachtsgefühlen und noch diversen anderen negativen Emotionen. Durch das Weitermachen in einer inneren Verfassung größtmöglicher Gelassenheit beginnen sich diese Emotionen zu wandeln, sodass aus Widerstand Hingabe wird, aus Wut Friedfertigkeit und aus Ohnmacht Kraft. So entsteht das auf Erfahrung gegründete Wissen, dass jede negative Emotion in eine positive gewandelt werden kann.

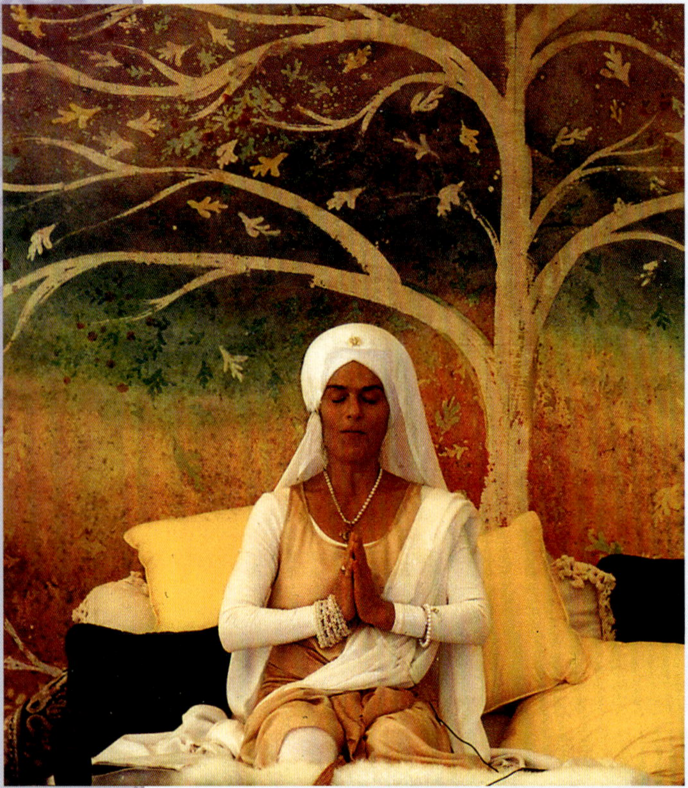

⁕ Durch das lange Üben erlebt man die Kraft, die tatsächlich in einem steckt.

⁕ Yoga findet nicht nur auf der Matte statt, sondern draußen im alltäglichen Leben. Daraus entwickelt sich ein ethischer Lebensstil, der alle Bereiche des Daseins durchdringt.

Fragen an Gurmukh

Nach ihrem Workshop, in dem wir gemeinsam geübt und gesungen hatten, traf sich Gurmukh mit mir zum Gespräch im Herzen Berlins – noch beschwingt und durchglüht von der Kundalini-Kraft.

ANNA TRÖKES: Warum ist Yoga ein Schatz für die Menschheit?

GURMUKH KAUR KHALSA: Der Yoga ist mehr als je zuvor ein Schatz für uns, wenn man den Zustand betrachtet, in dem die Welt sich momentan befindet. Wir bewegen uns auf das Wassermannzeitalter zu, das im Jahr 2012 beginnen soll, und brauchen ein Werkzeug, eine Wurzel, eine Grundlage, die es uns ermöglicht, vom Herzen her zu leben. Im Yoga geht es darum, zu seinem ursprünglichen Selbst zurückzukehren, das vom Herzen her in Freundlichkeit und Mitgefühl lebt. Es ist ganz einfach, es ist nicht kompliziert. Das Einzige, was kompliziert ist, ist der Geist!

Warum hast du angefangen, Yoga zu praktizieren?

Für mich gab es viele Zeichen entlang meines Weges – es waren Menschen, und es waren Situationen, die teilweise sehr schmerzhaft waren und die meinen Geist so verstört haben, dass ich beinahe an den Punkt kam, aufgeben zu wollen und sogar meinem Leben ein Ende zu setzen. Auf der Reise durch mein Leben gab es Drogen, Alkohol und sexuelle Freizügigkeit. Alles Dinge, die mich ablenkten, die mich aber auch, so gut es ging, am Leben erhielten, weil es so wehtat, nicht mit mir selbst verbunden zu sein. Nicht

2012: *Für viele New-Age-Gemeinschaften hat das Jahr 2012 große Bedeutung. Auch Yogi Bhajan nannte es das Ende einer Übergangszeit, die von November 1991 bis November 2012 dauert und eine Zeitenwende ankündigt. Seit 2150 Jahren ist die Sonne im Sternzeichen Fische. Im Augenblick bewegt sie sich in das Zeichen Wassermann. Es steht für Flexibilität, Individualität und Idealismus, für schnelle, tief greifende Veränderungen, die die gesamte Weltordnung betreffen.*

verbunden zu sein mit der universellen Kraft – ohne Verbindung zu Gott und der Seele. Die meisten Menschen gestalten auf diese Weise ihre Lebensreise. Erfahren sie jedoch die Gunst des Zufalls und eines guten Karmas, werden sie, egal welche Zweifel und Probleme sie erfahren haben, um Hilfe bitten. Und dann wird Hilfe kommen. So wie sie für mich kam – in Form meiner ersten Yogaklasse vor 38 Jahren.

Wie bist du dann Yogalehrerin geworden?

Aufgrund des Einflusses und der Inspiration meines Lehrers Yogi Bhajan. Er sagte, wenn du dich schon entscheidest, wirklich eine Schülerin zu werden, dann kannst du auch gleich daran arbeiten, Lehrerin zu werden. So kannst du Menschen helfen, auf ihrer Reise umzukehren, die deiner ähnlich war. Yogalehrer zu werden heißt, umzukehren und sein Leben neu zu beginnen. Wie seine Heiligkeit, der Dalai Lama, sagt: Die Bestimmung unserer Seele ist es, anderen auf spielerische und kindliche Art und Weise zu dienen – bis alle Lebewesen in Frieden und Glück leben. Es reicht also nicht, Yoga nur für uns selbst zu praktizieren – es muss zum Werkzeug werden, um anderen zu helfen.

Was ist das Geschenk, das der Kundalini-Yoga den Menschen macht?

Der Kundalini-Yoga wirkt schnell. Das Schlüsselwort ist SCHNELL! Die Menschen im Westen haben nicht viel Geduld, und sie denken außerdem, dass sie keine Zeit haben. Das, was vor Hunderten von Jahren in Indien funktionierte, nämlich dass man als »Sannyasin« sein Leben vollständig der Yogapraxis widmete, seine Familie verließ und im Himalaja in einer Höhle lebte, das ist mit unserer westlichen Lebensführung nicht zu vereinbaren. Vielleicht findest du zum Yoga, nachdem du eine Beziehung eingegangen bist. Du hast Kinder, musst Rechnungen bezahlen, arbeiten gehen – wie kann dann jemand Sannyasin werden, ohne all seine Verantwortung und Verpflichtungen fallen zu lassen?!
Als Yogi Bhajan kam, hatte er einen Yoga im Gepäck für Haushalte, Kinder und Familien. Einen Yoga für eine Gesellschaft, die darauf ausgerichtet war, schnell zu lernen. Für die es darüber hinaus notwendig war, die Wohltaten ihrer Übungspraxis schnell zu erfahren, um ihren Geist, ihre Herzen und Abhängigkeiten zu heilen. Alles zu heilen, was geheilt werden

CHAKRAS *sind Energiezentren entlang der Wirbelsäule. Die meisten Traditionen berichten von sieben Haupt-Chakras, die vom Beckenboden bis zum Schädeldach aufsteigen. Jedes Chakra repräsentiert bestimmte Aspekte des Lebens, die in Beziehung zu unseren Körperräumen (Wurzelraum, Unterbauch, Oberbauch, Herzraum, Kehle, Stirn und Scheitel) stehen.*

musste, um wieder in Anbindung mit der Seele zu sein. Das macht Kundalini-Yoga.
Ich habe es immer und immer wieder gesehen im Laufe der vielen Jahre, die ich unterrichte: Ich sah Menschen ihre Depression verlassen und glücklich werden, ich sah Menschen aus der Schwere in die Leichtigkeit finden, ich sah Menschen aus der Konfusion in die Klarheit kommen – und das kann tatsächlich in einer Yogaklasse geschehen. So schnell wirkt es!
Und das Schöne ist: Jeder Mensch, der in seinem Körper lebendig ist, jede und jeder, die/der noch atmet, kann Kundalini-Yoga praktizieren.

Was ist deiner Meinung nach die Essenz der Lehre des Kundalini-Yoga?

Die Essenz besteht darin, zu praktizieren, bevor die Sonne aufgeht. Wir machen unsere Meditationen, unsere Gebete, Reinigungsübungen, leeren unseren Geist. Wenn die Sonne aufgeht, das Ganze noch einmal. Und dann gehen wir hinaus, um der Menschheit zu dienen.
Wir arbeiten hart und teilen unseren Verdienst mit anderen. Wir tun nichts, was uns von uns wegführt: Wir verzichten auf Alkohol, Drogen und den Verzehr von Tieren, also auf alles, was unser Wissen und unsere Weisheit trüben kann. All diese Dinge sind keine Sünde, nichts Schlechtes, nicht falsch oder richtig. Aber wissenschaftlich nachgewiesen ist, dass sie das sechste Chakra schließen, das identisch mit der Hypophyse ist – dadurch sind wir nicht so verbunden mit der göttlichen Kraft, wie es eigentlich möglich wäre.

Gibt es für dich Übungen im Kundalini-Yoga, die du für unverzichtbar hältst?

In jeder meiner Stunden und in meiner eigenen Praxis übe ich Sat Kriya, das heißt, ich verbinde den Einatem mit dem Laut »Sat« und den Ausatem mit dem Laut »Nam«. »Sat« heißt »Wahrheit«, »Nam« heißt, »Ich bin identisch mit« oder »Mein Name ist«. Das bedeutet, dass mich jedes Einatmen und jedes Ausatmen immer wieder zu meiner Wahrheit führt.
Eine weitere Übung, die auch immer in meinem Unterricht vorkommt, ist die Sa-Ta-Na-Ma-Meditation. Sie sollte abends geübt werden, in Ver-

»Wir haben festgestellt, dass man Yoga von der Matte runterbringen muss – die Matte ist zum Üben da, aber Yoga leben heißt: Wo können wir dienen, und wo können wir helfen, die Welt zu heilen?«

Gurmukh Kaur Khalsa

bindung mit Kirtin Kriya – bei dieser Übung legt man im Wechsel die Daumenkuppe mit den anderen Fingerkuppen aneinander und sagt bei jeder Berührung eine der Silben laut oder leise.
In allen Unterrichtsstunden sollte um alle Teilnehmer herum ein elektromagnetisches Feld aus Licht erschaffen werden, jeden Tag aufs Neue, damit sie die Empfindung in sich festigen, in diesem Licht behütet und geschützt zu sein. Dazu eignet sich besonders eine Übung, bei der wir einatmend die Arme in einem weiten Kreis heben, bis die Finger sich über dem Kopf berühren, und sie ausatmend senken.
Diese drei sind mir unverzichtbar in der täglichen Übungspraxis. Wegen ihrer großen Wirksamkeit – davon bin ich überzeugt – kann der Kundalini-Yoga so schnell Wirkungen zeigen.

Gibt es einen Ratschlag, eine Wegweisung, die du Yogalehrern/-lehrerinnen geben würdest nach mehr als drei Dekaden des Unterrichtens?

Ich würde den gleichen Ratschlag geben, den Yogi Bhajan uns immer gab: »Keep it up! Bleib dran, halte durch! Wenn du dranbleibst, wenn du durchhältst, wirst du gehalten! Wenn du aufgibst, dann kann nicht einmal Gott dir helfen.«
Gerade in dieser komplizierten und wirren Zeit, in der der Druck auf die Menschen ständig zunimmt, ist es ratsam, sich mit der inneren Stimme zu verbinden, die uns anspornt: »Bleib dran! Bleib dran – und Klarheit wird kommen! Bleib dran – Erleichterung wird kommen! Bleib dran – Erfolg wird sich einstellen!« Worum es sich auch immer handeln mag. Das gilt insbesondere für die nächsten drei Jahre, also bis 2012. Wenn du in dieser Zeit aufgibst, wird es sehr, sehr hart werden. Wir müssen Wege finden, uns nicht über das zu erheben, was viele Menschen in dieser Zeit durchmachen werden. Wir müssen uns vielmehr darum kümmern, jede Zelle unseres Geistes wach zu halten und unser Bestes zu geben.
»Ich möchte so freundlich wie nur möglich sein. Ich möchte so gebend wie nur möglich sein. Ich werde daran glauben, dass ich das kann. Einfach nur das Beste zu tun, was mir möglich ist!« Und so bleibe dran, und dann wirst du gehalten werden. Also: Bleibt dran!

Ausgewählte Übungen

Machen Sie die folgenden Übungen immer so lange, wie es Ihnen möglich ist! Verlassen Sie Ihre »Komfortzone«, begegnen Sie Ihren Widerständen – aber erzwingen Sie dennoch nichts.

Sat Kriya

- Kommen Sie in den Fersensitz, oder setzen Sie sich auf eine Stuhlkante.
- Heben Sie Ihre Arme, und falten Sie die Hände über dem Kopf. Lassen Sie dabei beide Zeigefinger aneinanderlegt nach oben weisen (Foto Seite 36).
- Strecken Sie die Arme so weit durch, wie es Ihren Schultern angenehm ist, und entspannen Sie die Schultern. Halten Sie den Kopf so, dass der Nacken sich wohlfühlt, und schließen Sie die Augen.
- Singen Sie die Silbe »Sat«, und ziehen Sie dabei ganz leicht den Beckenboden, die Beckenorgane und den Nabel ein. Stellen Sie sich vor, dabei die Energie von der Erde nach oben zu ziehen.
- Singen Sie die Silbe »Nam«, und lösen Sie die Muskeln der Bauchdecke und des Beckenbodens. Stellen Sie sich vor, dass die Energie jetzt weiter aufsteigt, bis über Ihren Kopf hinweg.
- »Sat« wird vom Nabel aus gesungen und ist ein kurzer, kraftvoller, eindringlicher Laut. »Nam« ist dagegen länger, entspannter und gelöster.
- Fahren Sie damit mindestens 3 Minuten lang im Rhythmus Ihres Atems fort.

WIRKUNGEN

- *Sat Kriya stärkt alle Organe des Unterleibs und bringt uns in Verbindung mit der (Lebens- und Sexual-)Kraft des zweiten Chakras, das für Schöpfungskraft und Heilung steht.*
- *Es verbessert unsere Gesundheit im Allgemeinen, denn in dieser Übung bekommen alle Bauchorgane eine sanfte, rhythmische Massage.*
- *Sat Kriya wirkt direkt auf die Anregung und Lenkung der Kundalini-Energie (der Bewusstseinskraft) und sollte deswegen immer in Verbindung mit dem Mantra »Sat Nam« (truth is my identity) geübt werden.*
- *Sat Kriya ist mehr als nur eine Körperübung, sondern wirkt auf allen Ebenen unseres Seins.*

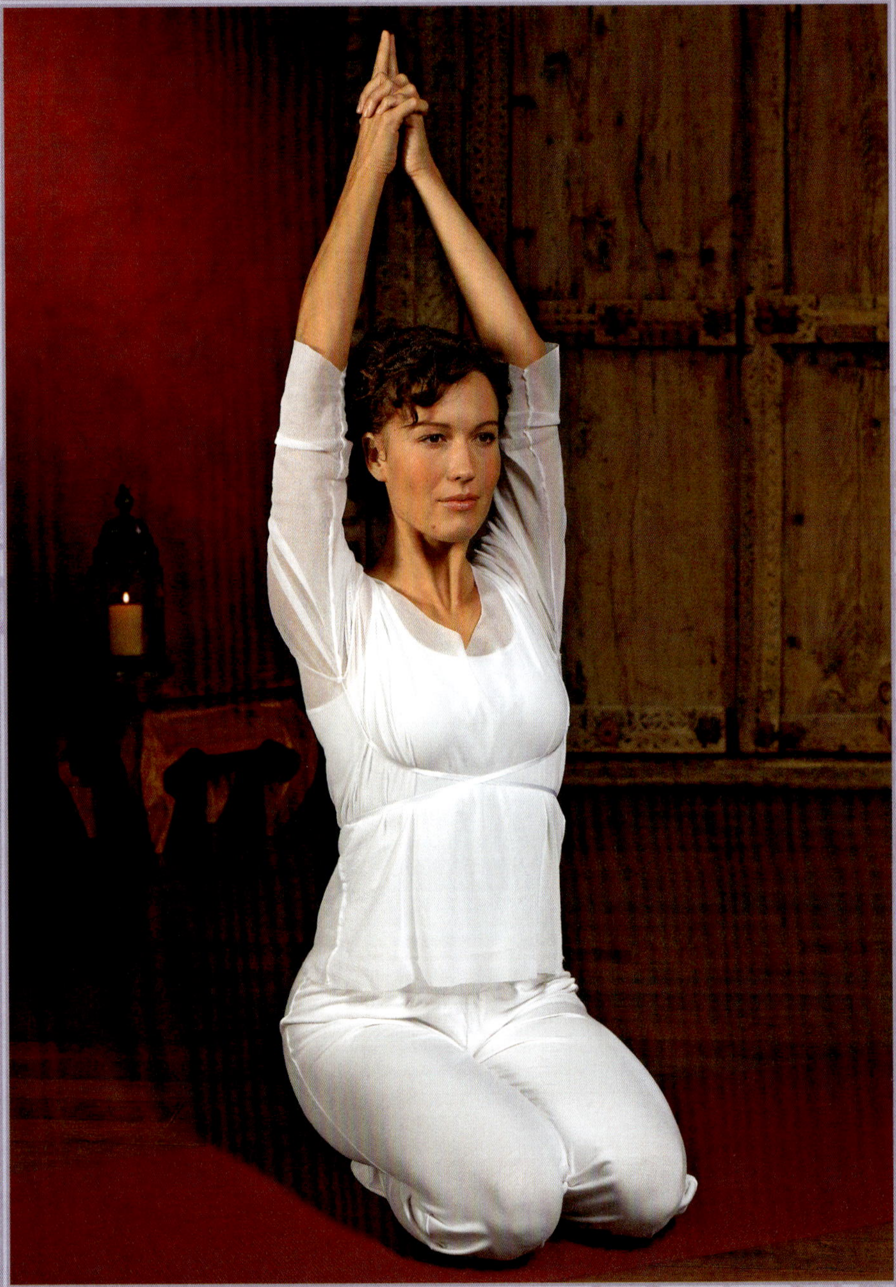

* Um die Übung zu beenden, ziehen Sie, wenn Sie das nächste Mal einatmen, die Muskeln der Bauchdecke und des Beckenbodens kräftig nach innen und oben. Spüren Sie, wie die Energie innen an Ihrer Wirbelsäule aufsteigt und wie sie über Ihren Scheitelpunkt ausströmt.
* Atmen Sie dann aus, verweilen Sie in der Atemleere. Drücken Sie weiter die Energie an der Wirbelsäule nach oben, und ziehen Sie dafür die Bauchdecke und den Beckenboden noch intensiver nach innen und oben.
* Lösen Sie alle Muskelkontraktionen, atmen Sie wieder ein, und senken Sie die Arme.
* Kommen Sie in die Entspannungshaltung in der Rückenlage. Bleiben Sie offen und bewusst für die Wirkungen dieser Übung.
* Sie können die Übungsdauer im Laufe der Jahre auf 31 Minuten ausdehnen.

Sa-Ta-Na-Ma-Meditation

* Kommen Sie in einen aufrechten Sitz – es kann ein Sitz mit gekreuzten Beinen am Boden sein, aber Sie können auch auf einem Stuhl sitzen oder im aufrechten Stand üben.
* Schließen Sie die Augen, und konzentrieren Sie sich auf einen Punkt zwischen den Augenbrauen etwa in der Mitte der Stirn (»drittes Auge«).
* Legen Sie Ihre Handrücken auf die Knie, und strecken Sie Ihre Arme, soweit es Ihnen angenehm ist. *1*
* Sprechen Sie die in Klammern stehenden Silben, während Sie nacheinander die Daumenkuppen kräftig gegen die Kuppen der Zeigefinger (Sa), Mittelfinger (Ta), Ringfinger (Na) und kleinen Finger (Ma) pressen.

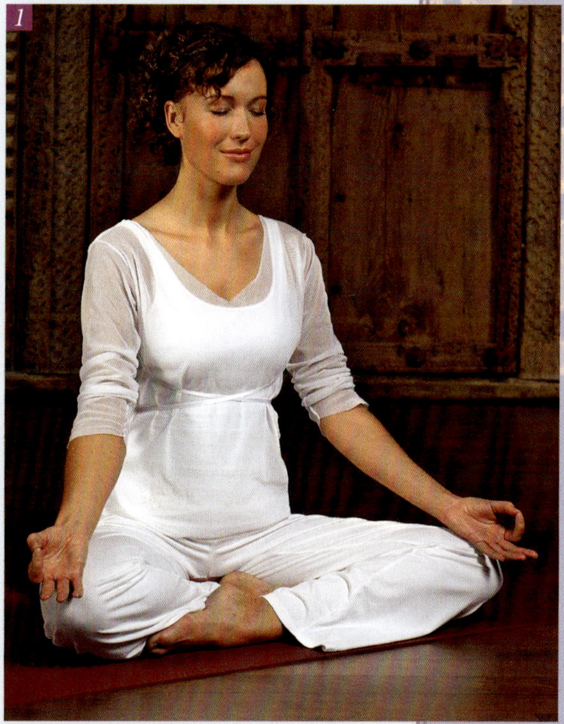

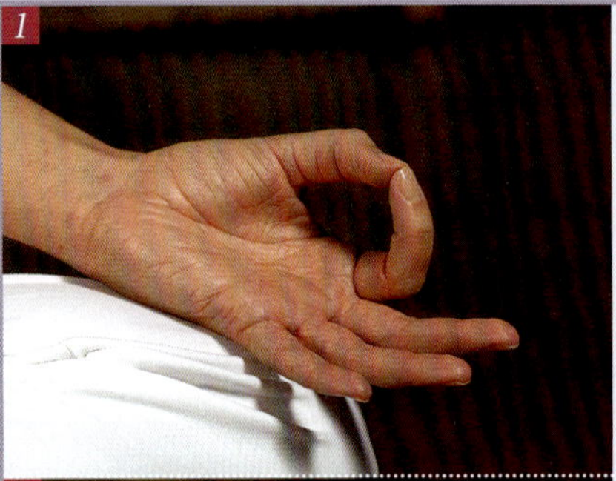

1

Daumen und Zeigefinger: Sa – das ist der Anfang, die Unendlichkeit, die Gesamtheit von allem, was je war, ist oder sein wird.

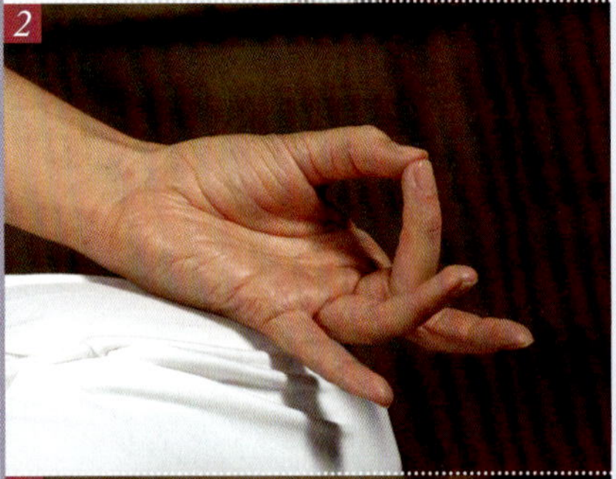

2

Daumen und Mittelfinger: Ta – das ist das Leben, die Existenz und die Schöpfung, die sich aus der Unendlichkeit manifestiert.

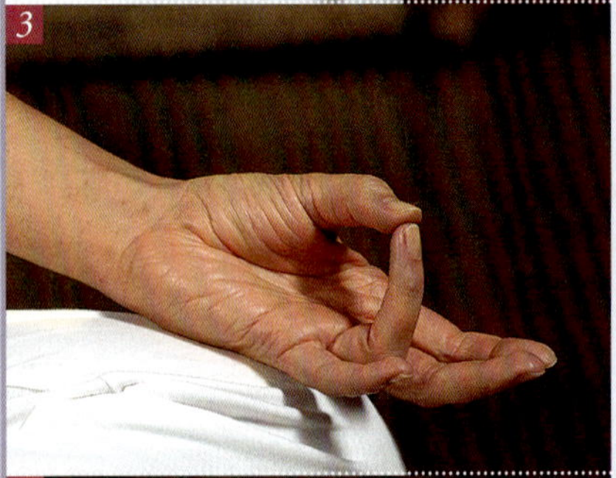

3

Daumen und Ringfinger: Na – das ist der Tod, die Veränderung und die Umwandlung des Bewusstseins.

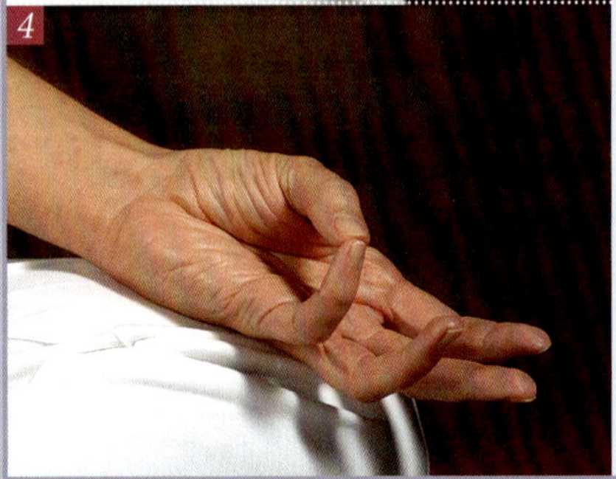

4

Daumen und kleine Finger: Ma – das ist die Wiedergeburt alles Lebendigen, die sich unendlich oft wiederholt.

* Die Rezitation sollte ruhig und gleichförmig sein. Finden Sie einen Rhythmus, der Sie beruhigt, ohne dass Sie dumpf werden. So können sich die Mantras wie ein Teppich über all die Gedanken legen, die Ihnen durch den Kopf gehen. Dadurch beruhigen sie den Geist und »färben« ihn mit der Bedeutung der Silben.
* Fahren Sie mit dem Tönen in der immer gleichen Reihenfolge fort. Üben Sie zwischen 7 und 11 Minuten.
* Spüren Sie anschließend in der Stille nach, und verweilen Sie in einem meditativen Gewahrsein.

WIRKUNGEN

* *Dieser kleinen Meditation wohnt eine unglaubliche Kraft inne. Die vier Worte sollen uns an den niemals endenden Zyklus von Geburt, Leben, Tod und Wiedergeburt erinnern (siehe links), an die Vergänglichkeit und den ständigen Wandel allen Seins von Augenblick zu Augenblick.*
* *Gleichzeitig hilft uns diese Übung, unseren Geist zu sammeln und in dieser Sammlung zu halten.*

Die Sa-Ta-Na-Ma-Meditation kann lautlos überall geübt werden.

Das Energiefeld stärken

- Kommen Sie in den Stand, die Füße etwa schulterbreit und parallel zueinander. Sie können die Beine ganz leicht gebeugt lassen. Achten Sie darauf, dass Sie Platz für die Arme zu den Seiten haben.
- Wenn Sie das nächste Mal einatmen, führen Sie Ihre Arme in einem weiten Kreis nach oben. Legen Sie Ihre Handflächen möglichst aneinander. **5**
- Atmen Sie tief und intensiv aus, und führen Sie dabei Ihre Arme mit nach unten weisenden Handflächen in einer kraftvollen Bewegung wieder nach unten – so als wären es Adlerschwingen. **6**
- Schwingen Sie Ihre Arme einatmend wieder hoch.

5

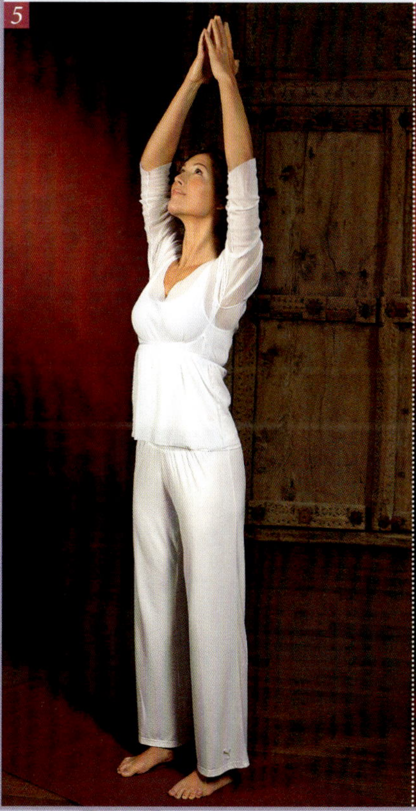

6

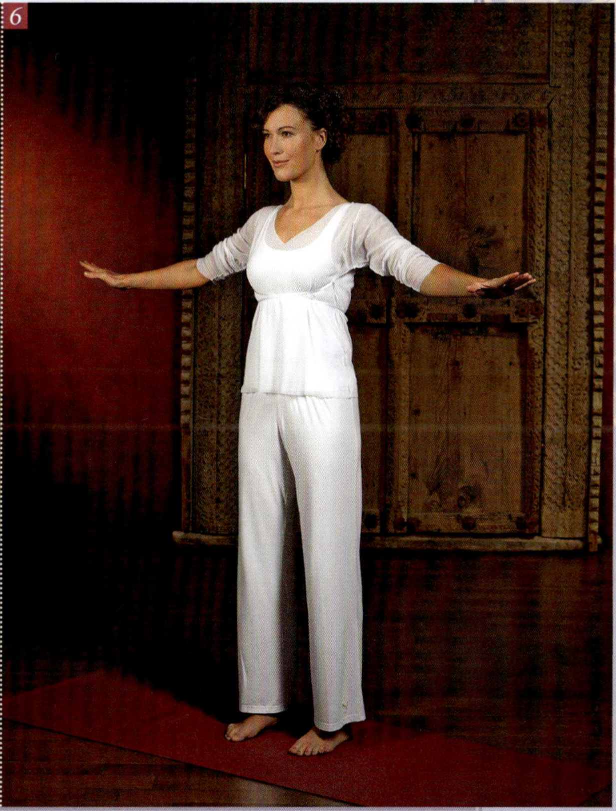

WIRKUNGEN

Die Übung verstärkt das elektromagnetische Feld, das Sie umgibt, und intensiviert Ihre Ausstrahlung. Wenn Sie das Gefühl haben, vom Fluss des Lebens oder von den anderen Menschen abgetrennt zu sein, oder wenn Sie sich matt fühlen, wird die Übung Ihre Stimmung heben und Ihnen helfen, sich schnell wieder der Schwingung des Lebens und Ihren Mitmenschen verbunden zu fühlen.

- Fahren Sie mit dieser Bewegung mindestens 3 Minuten lang fort. Jedes Mal wenn Sie die Arme heben, atmen Sie ein. Jedes Mal wenn Sie sie wieder senken, atmen Sie aus – immer durch die Nase.
- Nachdem Sie die Übung beendet haben, kommen Sie in einen aufrechten und bequemen Sitz Ihrer Wahl. Spüren Sie nach und werden Sie sich bewusst, wie stark Sie das Energiefeld erfahren, das Sie durch die Bewegung und Atmung um sich herum aufgebaut haben.

Weite im Herzraum erfahren

Die folgende Übung wird Ihnen die Kraft in den Schultern und dem Brustraum schenken, die Ihnen erlaubt, wirklich Weite im Herzraum zuzulassen. Überlassen Sie sich beim Üben ganz dem Schwung Ihrer Arme.

- Kommen Sie in einen aufrechten Sitz Ihrer Wahl. Es kann ein Sitz mit gekreuzten Beinen am Boden sein, aber Sie können auch auf einem Stuhl sitzen. Achten Sie darauf, dass Sie seitlich ausreichend Platz für die Arme haben.
- Schließen Sie die Augen, und konzentrieren Sie sich auf einen Punkt zwischen den Augenbrauen, etwa in der Mitte der Stirn (»drittes Auge«).
- Strecken Sie beide Arme nach vorn, parallel zum Boden, und legen Sie die Handflächen fest aneinander. *1*
- Wenn Sie das nächste Mal tief durch die Nase einatmen, öffnen Sie Ihre Arme seitlich in einer weiten, raumgreifenden Geste. Lassen Sie Ihre Schultern dabei möglichst entspannt. Erspüren Sie, wie Sie damit Raum rund um Ihr Herz herum schaffen und wie sich Ihre Lunge mit Luft füllt. *2*
- Bleiben Sie in der Atemfülle, und ziehen Sie Ihre Arme noch weiter nach hinten und oben, so weit, wie es Ihnen nur möglich ist. Lassen Sie Ihr Herz die Weite erfahren, werden Sie »weitherzig«.

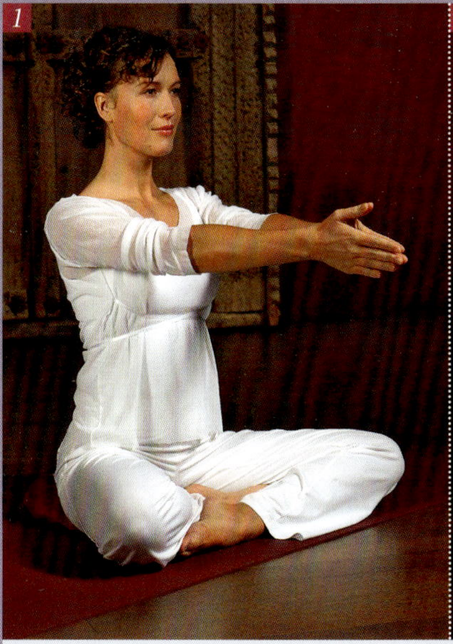

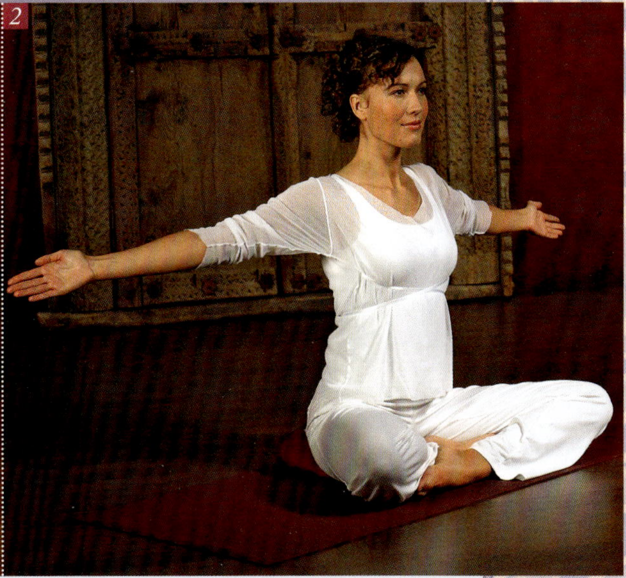

* Wenn Sie weiteratmen wollen, führen Sie Ihre Arme wieder nach vorn und drücken die Handflächen aneinander. Atmen Sie dabei kraftvoll und intensiv durch die Nase aus.
* Wiederholen Sie diese Bewegung 26-mal in einem langsamen Rhythmus. Immer, wenn Sie tief einatmen, rezitieren Sie innerlich »Sat«, und wenn Sie ausatmen »Nam«.
* Spüren Sie anschließend nach, und werden Sie sich bewusst, wie Sie sich jetzt in Ihrem Herzraum erfahren.

WIRKUNGEN

Diese Übung hilft vor allem, Weite, Wärme, Kraft und Liebe im Herzraum zu erfahren und diese Erfahrung dort ganz nachhaltig zu verankern. Damit wirkt sie allen Erkrankungen entgegen, die den Herzraum eng machen und uns die Luft abzuschnüren drohen (wie Angina Pectoris oder Herzangst).

Üben Sie vorsichtig

… bei einem Schulter-Arm-Syndrom: Bewegen Sie die Arme immer nur so weit, wie es schmerzfrei möglich ist.
Direkt nach Operationen im Bauchraum sollte Sat Krya nicht geübt werden.

Heart of Yoga

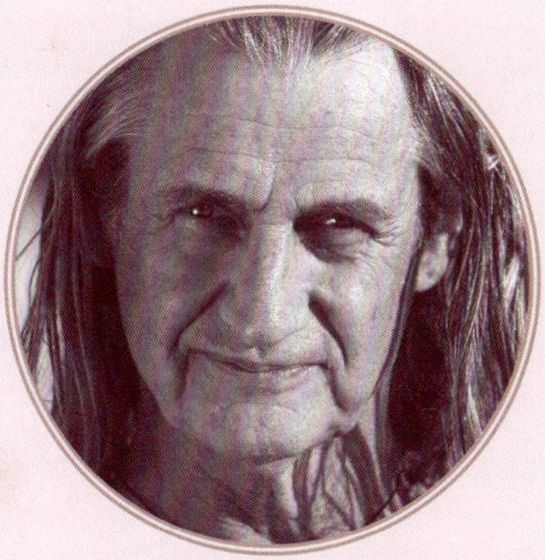

Mark Whitwell

Mark Whitwell unterrichtet in aller Welt »Heart of Yoga« – das »Herz des Yoga«, aber auch den »Yoga des Herzens«. In seinem Da-Sein ist er für viele ein Herzlehrer geworden, also einer, der die alten Weisheitslehren direkt zu ihren Herzen sprechen lässt.

Mark Whitwell kam schon mit 16 Jahren das erste Mal nach Indien, als er den Beatles zu Maharishi Mahesh Yogi nach Rishikesh folgte. Aus dem Versuch, ihr Denken zu verstehen, entstand eine lebenslange Faszination für die indische Philosophie und die Lehren des Yoga. Bedeutende Lehrer wie Sri T. Krishnamacharya, Desikachar, Nithyananda und U. G. Krishnamurti begleiteten fortan seinen Weg. 1996 gründete Mark die Non-Profit-Organisation The Heart of Yoga Association. Ihr Anliegen ist vor allem, die Prinzipien des Yoga einer breiteren Öffentlichkeit zugänglich zu machen. Yoga wird dabei weniger als eine Alternative zu dem bestehenden Lebensstil verstanden, sondern vielmehr als ein Beitrag dazu, dass Menschen mehr Klarheit finden und den Wert ihres

Lebens anerkennen. Jeder, der möchte, soll sich am Yoga erfreuen können. Die Voraussetzung ist, dass die Methoden angemessen sind – bezüglich Alter, Gesundheitszustand, Körperverfassung und Lebensstil des Übenden.
Die Ideen, die Mark mit einem Yoga-Sadhana (dem persönlichen Übungsweg) verbindet, sind einfach, für jeden umsetzbar und wirkungsvoll. Der Leitsatz ist: »Do your yoga! Now!« – »Mach dein Yoga! Jetzt!« Sadhana heißt für ihn »Das, was getan werden kann«. Sieben Minuten täglich reichen schon. Aber man soll sich versprechen, sich wirklich jeden Tag diese sieben Minuten zu schenken. Yogaüben ist nichts Besonderes, »No struggle, no drama, just some work to do« – »Kein Kampf, kein Drama – nur etwas Arbeit, die zu tun ist!« Dieser Gedanke ist wichtig, denn er hilft, das schlechte Gewissen zu vermeiden, wenn man es – aus welchen Gründen auch immer – (wieder) mal nicht auf die Yogamatte geschafft hat. Mark erklärt anhand eines einfachen Beispiels aus dem Alltag, wie wir diesem ständig präsenten Problem begegnen können: »Stell dir vor, du möchtest jeden Tag duschen. An vielen Tagen wirst du unter die Dusche steigen, dich waschen und keinen Gedanken daran verschwenden, was du da tust. Dann wird es Tage geben, da passt es nicht. Du fühlst dich nicht nach Duschen, du hast verschlafen, du bist in Eile – wie auch immer. Sicher wirst du an einem solchen Tag nicht ständig daran denken: ›Oh, wie schrecklich! Ich habe nicht geduscht!‹ Nein, stattdessen wirst du am nächsten Tag in aller Ruhe wieder duschen – oder auch nicht! Das ist kein Drama. Irgendwann in absehbarer Zeit wirst du sowieso wieder duschen! Und das wird dann nichts Besonderes sein, sondern einfach nur deine ›Duschpraxis‹! Genau so betrachte deine Selbstverpflichtung – dein Commitment –, jeden Tag Yoga zu üben.«

Yoga ist Verbindung

In seinem Unterricht weist Mark Whitwell immer wieder darauf hin, dass es vor allem darum geht, sich mittels der eigenen individuellen Übungspraxis mit der Intelligenz des Lebens zu verbinden – des Lebens, das jeder von uns verkörpert und das in sich, in seiner prozesshaften Natur, bereits perfekt und heilsam ist. Im Gegensatz zu vielen anderen Yogatraditionen geht es beim Heart of Yoga nicht um Erleuchtung. Es gibt nichts zu suchen oder zu erreichen, da doch schon alles da ist. Es gibt nur etwas zu finden, und zwar die Erfahrung, dass wir vermittels unserer Yogapraxis unmittelbar teilhaben an der nährenden Kraft des Lebens – zu dessen Unerschöpflichkeit und zu dessen Wunder eben jeder von uns etwas beiträgt.

Der Yoga soll den Menschen dienen, Einssein statt Getrenntsein zu erfahren, denn was sich alle menschlichen Wesen vor allem wünschen, ist Nähe und Verbundenheit. In dem Gefühl der Teilhabe am Leben erfahren wir diese Verbundenheit, und sie erlaubt uns, eine Beziehung zu uns selbst aufzubauen, die bestimmt ist von Nähe und Wohlwollen.

Kraft und Empfänglichkeit (Strength/Receiving)

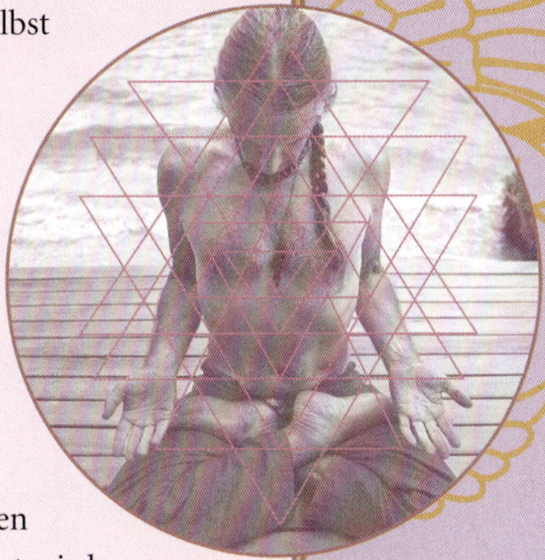

Die sich überschneidenden Dreiecke des Shri-Yantras symbolisieren die komplexe Durchdringung der Energien »Kraft« und »Empfänglichkeit«, die im Herzen erfahrbar wird.

Einheit ist das große Thema fast aller Yogatraditionen. Die Welt erfahren wir aber durch ihre Polarität. Um diese Gegensatzpaare zu überwinden, greift Mark Whitwell auf ein Bild zurück, das hilft, die Polaritäten zu verschmelzen: das Yantra des Anahata-Chakras (die symbolische Darstellung des Herz-Chakras). Es zeigt zwei sich durchdringende Dreiecke: Das eine weist mit der Spitze nach oben und steht für den männlichen Aspekt, der durch die Kraft *(strength)* symbolisiert wird – das zweite Dreieck weist mit der Spitze nach unten und öffnet sich nach oben. Es steht für den weiblichen Aspekt, die Öffnung und Empfänglichkeit *(receiving)*. Ihre Durchdringung und Verschmelzung zeigt uns, dass wir uns zuerst unserer inneren Kraft bewusst werden müssen, bevor wir wirklich bereit sind, uns zu öffnen und empfänglich zu werden.

Whitwell verbindet die Einatmung mit dem Dreieck, das sich nach unten öffnet, und die Ausatmung mit dem anderen. Die Wahrnehmung des stetig fließenden Wechselspiels zwischen Ein- und Ausatmung, zwischen Geben und Nehmen, männlich und weiblich hilft uns, unsere Konzepte von Polarität und Getrenntsein auch vermittels dieser Atemerfahrung aufzulösen.

Wenn der Atem in der Meditation immer feiner und stiller wird, dann schwingt er sich irgendwann in dem Punkt *(bindu)* in der Mitte der Dreiecke ein, und die polaren Energien verbinden sich zu einer einzigen empfänglichen Kraft. Das ist die Erfahrung des Yogazustandes.

Der Fokus dieses Yogawegs

* Finde deine eigene Yogapraxis! Eine Praxis, die deinen augenblicklichen Erfordernissen und Möglichkeiten entspricht.
* Übe Yoga! Jetzt! Mindestens sieben Minuten pro Tag.
* Der Atem steht im Mittelpunkt einer jeden Yogapraxis. Er verbindet uns mit der Erfahrung des steten Kreislaufs von Geben und Nehmen.
* Man muss den Yoga nicht suchen – der Yoga ist immer schon da.
* Yoga ist die vollkommene Erfahrung der Realität im Hier und Jetzt.
* Jeder Mensch ist ein Ausdruck der Intelligenz und Schönheit des Lebens. Über seine Yogapraxis verbindet er sich innig mit dem Leben, das er ist.
* Die Vorstellung, dass uns die Kraft des Lebendigen unablässig nährt und dass es eine Kraft im Universum gibt, die uns als Verkörperung des Lebendigen liebt, die uns schützt und sich um unser Wohlergehen kümmert, wird in der Yogapraxis immer wieder thematisiert. Das soll den Übenden helfen, ein tiefes Vertrauen aufzubauen und das eigene Dasein als sinnvoll zu erfahren.

HEART OF YOGA *berührt das Herz der Yogalehre – den Gedanken der Einheit. So wie das Herz im Organismus der Lebewesen unverzichtbar ist, so ist auch die Erfahrung des Einsseins unverzichtbar. Gleichzeitig ist es einzig das Herz des Menschen, das die Fähigkeit besitzt, das Einssein zu ersehnen und zu erfahren, denn es vermag durch die Liebe alle Gegensätze zu versöhnen und damit letztlich aufzulösen.*

Was dies für das tägliche Leben bedeutet

* Da jeder Mensch durch seinen Atem dem Yoga verbunden ist, können wir immer üben, egal wie unser Befinden ist und wie die äußeren Umstände sind.
* Nur sieben Minuten tägliche Yogapraxis (und gerne mehr) garantieren uns wahrhaftes Wohlbefinden.
* Das stete Ausloten, was uns heute entspricht und welche Yogapraxis heute angemessen ist, fördert die Selbstwahrnehmung und Selbstverantwortlichkeit.
* Die Vorstellung der Yogapraxis als »kein Kampf, kein Drama – nur etwas Arbeit, die zu tun ist« lässt sich auf jede Aufgabe im Alltag übertragen.
* Indem wir unser Leben annehmen und uns zutiefst lebendig fühlen, haben wir Zugang zur Quelle der Lebenskraft, die uns unablässig nähren und regenerieren kann. Dessen gewiss zu sein schenkt inneren Frieden.

Fragen an Mark Whitwell

Wir sitzen bei mir zu Hause auf dem Sofa. Auf Marks Füßen ruht unser weißer Schäferhund Raja, den er tief ins Herz geschlossen hat. Es ist ein Moment der Ruhe und der Regeneration für einen Lehrer, der weltweit so viel unterwegs ist.

ANNA TRÖKES: Warum ist Yoga ein Schatz für die Menschheit?

MARK WHITWELL: Weil Yoga Vertrautsein, innig Verbundensein mit dem Leben ist – in jeder Hinsicht und jedem Aspekt. Und Yoga ist verfügbar für jeden Menschen, egal um wen es sich handelt, egal wie seine Körperverfassung und sein Gesundheitszustand sind, wie alt die Person ist oder welcher Kultur oder Religion sie angehört. Der Yoga ist also für jeden Menschen da, der unsere Erde bewohnt. Deswegen ist Yoga eine Segnung und ein Geschenk für die Menschheit. Yoga hat die Mittel für jeden Menschen entwickelt, die eigene Wirklichkeit ganz zu erkennen und anzunehmen. Der Yoga versteht unter Leben eine nie versiegende nährende Quelle, ständige Regeneration, Kontinuität und Heilung der Situation, in der wir uns gerade befinden.
Deswegen wünsche ich mir, dass der Yoga sich weltweit ausbreitet.

Wie bist du zum Yoga gekommen?

Ich stolperte als junger Mann gewissermaßen in den Yoga hinein, denn die Helden der Popmusik, damals die Beatles und insbesondere John Lennon und George Harrison, hatten schon früh begonnen, sich für Maharishi Mahesh Yogi und seine Transzendentale Meditation zu interessieren. Ich war zu der Zeit 16, 17 Jahre

MAHARISHI MAHESH YOGI *war ein indischer Guru und der Begründer der Transzendentalen Meditation. Ein zentraler Punkt ist die stete Wiederholung von Mantras (Konzentrationsworten), um die Gedankenaktivität hinter sich zu lassen, sie zu transzendieren und somit das eigene Bewusstsein pur zu erfahren.*

U. G. KRISHNAMURTI *(1918–2007) war der »Antiguru« der indischen Philosophie. Er betonte immer wieder, dass er weder eine Lehre zu vermitteln noch irgendeine besondere Bewusstseinsstufe erreicht habe. Dennoch sahen und sehen sich Tausende von Suchern weltweit als seine Schüler. Er vertrat vehement die Meinung, dass es keine Macht oder Wahrheit außerhalb des Individuums gebe. Er forderte, dass der Mensch seine Angst überwinden und alle Krücken wegwerfen möge, die ihm die Religionen und spirituellen Lehrer »verkauft« hätten.*

alt und äußerst fasziniert davon. Ich liebte die Explosion ihrer Musik und der Popkultur. Das lockte mich, mehr über ihre Interessen und indische Philosophie und Übungsweisen in Erfahrung zu bringen. Das ließ mir damals einfach keine Ruhe. Deshalb könnte man sagen, dass ich meine ersten Trips nach Indien wohl deshalb machte, um in ihre Fußstapfen zu treten und über die Dinge nachzudenken, die sie zu interessieren schienen. Und ehrlich gesagt, das, was mir da begegnete, war so grundlegend verschieden von dem, was mir mein Leben in der Mittelklasse Neuseelands bot, dass ich darin Alternativen für meine Gesellschaft zu sehen meinte. So kam es, dass ich mich mit diesen neuen Ideen anfreundete, und ich hatte dann das Glück, bedeutende Lehrer zu treffen – tiefgründige Menschen, die den Yoga und das Leben zutiefst erforscht hatten. Sie waren weder Yogageschäftsleute noch spirituelle Geschäftsleute. Ich fand zu ihnen, indem ich durch Empfehlungen von einer Person zur nächsten weitergereicht wurde. Es mag reiner Zufall gewesen sein, dass ich sie traf. Aber je länger ich darüber nachdenke, desto weniger glaube ich an Zufälle. Es scheint mir eher so, als hätten diese Begegnungen stattfinden sollen – denn es waren Begegnungen, die so entscheidend dafür wurden, dass die Menschheit fortfuhr, weiterzulernen, indem dieses Wissen weitergetragen werden konnte. Das gilt ganz besonders für mein Zusammentreffen mit Sri T. Krishnamacharya und U. G. Krishnamurti.

So war es dir wohl vorbestimmt, Yogalehrer zu werden?

Ich wurde zuerst das, was auch meine Eltern waren, nämlich Lehrer an einer Schule. Das heißt, ich studierte, machte einen Abschluss und ging dann an die Schule. Ich fand aber sehr schnell heraus, dass es mir nicht genügte, mich einzig auf die Wertvorstellungen und Sichtweisen der

Gesellschaft festzulegen, in der ich lebte. Und da ich die Möglichkeit – und auch ein bisschen Geld gespart – hatte, beschloss ich, mit 1000 Dollar in der Tasche nach Indien zu fahren. Und das war damals dort sehr viel Geld. So wurde ich Yogalehrer, einfach weil der Yoga die beste Sache war, mit der ich in meinem Leben Lernen, Bildung und Karriere verbinden konnte. Das hatte damals aber noch nichts mit offiziellen Institutionen oder Universitäten zu tun. Wir mussten vielmehr unsere eigenen Institutionen gründen, um das Wissen ständig für jeden in allen Ländern zur Verfügung stellen zu können.

Da mein Lehrer Krishnamacharya die Meinung vertrat, dass man dort unterrichten sollte, wo man sich am besten auskennt, gab ich meine ersten Kurse in Neuseeland. Weil ich meine Lehren nun in den mir vertrauten Hintergrund einbetten konnte, verschwand der Abstand zwischen Üben und Lehren. Im vertrauten Umfeld kommuniziert man nämlich ganz automatisch und oft auch formlos den Menschen, die zu einem kommen, nur das, was einen gerade wirklich bewegt.

Zu dieser Zeit war es aber noch keineswegs selbstverständlich, dass man mit Yogaunterricht seinen Lebensunterhalt verdienen konnte. Deswegen hatte ich zahlreiche Geldberufe und wurde unter anderem erfolgreich in der Computerindustrie und in Neuseelands größter Industrie zu dieser Zeit, der Telefonindustrie. Auf diese Weise unterrichtete ich über 15 Jahre hinweg Yoga als Teilzeitjob. Ich hatte ein Yogastudio und hastete jeden Tag nach Feierabend zu meinen »After-Work-Classes«. Es hat Jahre gedauert, bis ich so weit war, meinen Geldberuf aufzugeben und mich ganz dem Yogalehren zu verpflichten. Aber ich glaube, so geht es vielen Menschen, die Yoga unterrichten, und eigentlich ist es auch gar keine schlechte Idee, Yoga in Teilzeit zu lehren. Dann sind wir nicht verpflichtet, unseren Lebensunterhalt damit zu verdienen. Vielmehr werden wir unsere Leidenschaft *(passion)* mit anderen teilen wollen – und es entspringt deinem Mitgefühl *(compassion)*, teilen zu wollen. Es ist

SRI T. KRISHNAMACHARYA *(1888–1989) war eine der bedeutendsten Yogapersönlichkeiten Indiens. Er war der Lehrer von T. K. V. Desikachar, B. K. S. Iyengar und Pattabhi Jois, die alle weltweit bekannte Unterrichtsstile begründeten.* *(Mehr über ihn und seine Schüler ab Seite 75.)*

interessant, das *»com-passion«* eigentlich zwei Worte sind, macht aber Sinn, weil wir ja ein leidenschaftliches Interesse daran haben, dass Menschen sich gesund und wohlfühlen. Das ist die Leidenschaft, die viele Menschen entwickeln, sobald sie mit dem Yoga in Kontakt kommen und darüber ihr Verbundensein mit dem Lebendigen entdecken. Und dann dauert es meist nicht lange, bis sie diese Begeisterung und ihre guten Erfahrungen mit anderen teilen wollen.

Was ist das Herzstück deiner Yogalehre?

Das Herz der Yogalehre ist sicherlich, jedem Menschen zu ermöglichen, sich wirklich zutiefst und in jeder Hinsicht mit seinem Leben verbinden zu können. Natürlich ist ja eigentlich jeder dem Leben schon vollkommen verbunden, denn er lebt ja, und das Leben – was auch immer man darunter verstehen mag: Prana, die Lebenskraft, der göttliche Funke oder Ähnliches – wirkt durch ihn hindurch. Dazu gehört auch das, was der Yoga die Quelle des Lebens nennt, woraus die Kulturen die unterschiedlichen Konzepte von Gott entwickelt haben. Wir können also gar nicht vom Leben getrennt sein, aber unser Geist hat in seiner Unruhe Zweifel gesät, sodass wir meinen, abgeschnitten und getrennt zu sein von dem, was uns eint und was uns nährt – von unserem Urgrund, unserer Quelle.

Der Yoga will uns helfen, den Geist zu klären und die Zweifel zu beseitigen, damit wir uns wieder mit der lebendigen Kraft in uns verbinden können.

Ein weiteres Herzstück meiner Yogalehre ist, dass die Übungspraxis dem Individuum angepasst werden muss. Sie sollte einfach sein, und es sollte leichtfallen, sie zu üben, denn nur so kommt man schnell in die unmittelbare Erfahrung dessen, was Yoga ist. Mir persönlich ist diese unmittelbare Erfahrung besonders wichtig. Ich halte gar nichts davon, zum Zeugen oder Beobachter des eigenen Lebens und Daseins zu werden! Im Yoga geht es meiner Ansicht nach vielmehr darum, dass wir unsere Erfahrungen umarmen und mit

DER ZEUGE ODER BEOBACHTER: *Im Yoga gibt es das Übungskonzept, zum neutralen Beobachter oder Zeugen seiner Gedanken, Gefühle und seines Handelns zu werden. Aus dieser distanzierteren Position heraus soll man besser verstehen können, welche Denk-, Gefühls- und Handlungsmuster einen beherrschen – damit sei der erste Schritt getan, sie zu verändern.*

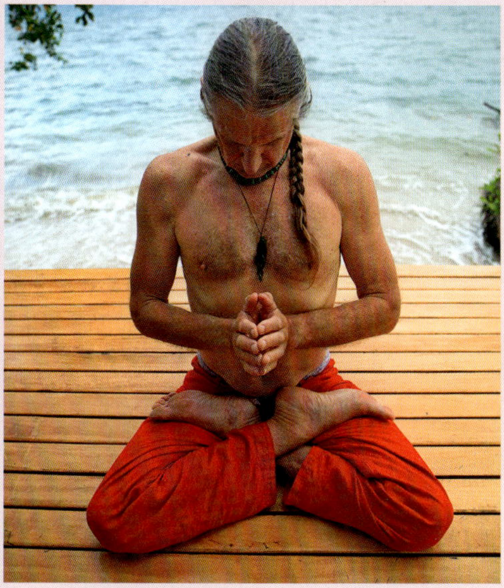

Mark ist der mütterlichen Kraft der Erde tief verbunden.

ihnen verschmelzen. Wenn wir mit etwas verschmelzen, dann gibt es keine Trennung mehr zwischen mir und dem anderen – meiner Erfahrung, meinem Gedanken, meinem Gefühl –, und daraus erwächst mir eine intime Kenntnis dieses »anderen«. Das ist genau die Weise, wie Krishnamacharya die Definition von Yoga in Patañjalis Yoga-Sutra interpretiert hat: Für ihn bedeutete *citta vritti nirodhah*, ganz mit dem Objekt der eigenen Wahl zu verschmelzen. Vielfach wird *nirodha* mit wählen übersetzt, und damit ist gemeint, dass der Geist durch die konkrete Wahl, durch eine bestimmte Ausrichtung, in seiner Unruhe gebändigt werden soll. Aber Krishnamacharya sagte: »Nein, das ist nicht Yoga. Yoga ist nicht, den Geist zu bändigen, sondern Yoga ist, sich für eine bestimmte Richtung zu entscheiden und dieser dann kontinuierlich zu folgen.«

Gibt es ein Asana oder Pranayama, das dir in deiner Übungspraxis ganz unverzichtbar ist?

Da ich es so wichtig finde, dass jeder Mensch seine eigene, auf seine aktuellen Bedürfnisse zugeschnittene Übungspraxis entwickelt, kann ich mich natürlich nicht auf irgendein Asana oder Pranayama festlegen. Aber es gibt ein Prinzip des Übens, das ich unverzichtbar finde, und zwar, dass die Bewegung des Körpers dem Atem dient. Schließlich besteht doch einer der größten Schätze unserer Yogapraxis darin, eins mit unserem Atem zu werden. Und nur dann kann ich in einem Asana in den Zustand des Verbundenseins und der Einheit kommen. Sehr hilfreich dafür ist auch das Üben von Bewegungsabläufen (Vinyasas), in denen der Atem führt und die Bewegung folgt. (Eine kleine Auswahl solcher Abläufe findet sich im Übungsteil.)

Welchen Ratschlag möchtest du uns mit auf unseren Übungsweg geben?

Gib dir selbst ein Versprechen, das lautet: »Ich verspreche, dass ich täglich Yoga übe – entschlossen, natürlich, aber nicht besessen. Damit schenke ich mir Frieden, Kraft und Erfüllung und verbinde mich mit dem Wunder meines Lebens!«

Ausgewählte Übungen

Die folgenden Übungen finden sich in fast jedem Übungsprogramm Mark Whitwells. Sie lassen uns seine Hauptthemen gut erfahren: das Sich-Verbinden mit sich selbst und der Welt über symbolische Bewegungen und die innige Synchronisation von Atem und Bewegung, die in die Erfahrung von Einheit führt.

Das Leben einladen

Üben Sie so, dass die Bewegung Ihren Atem unterstützt – und der Atem die Bewegung unterstützt!

- Kommen Sie auf einer weichen Unterlage in den Kniestand. Atmen Sie ein, und heben Sie dabei Ihre Arme so weit, dass Sie ein angenehmes Gefühl von Weite und Offenheit im Brustraum empfinden. Sagen Sie sich innerlich: »Ich öffne mich meinem Leben!« *1*

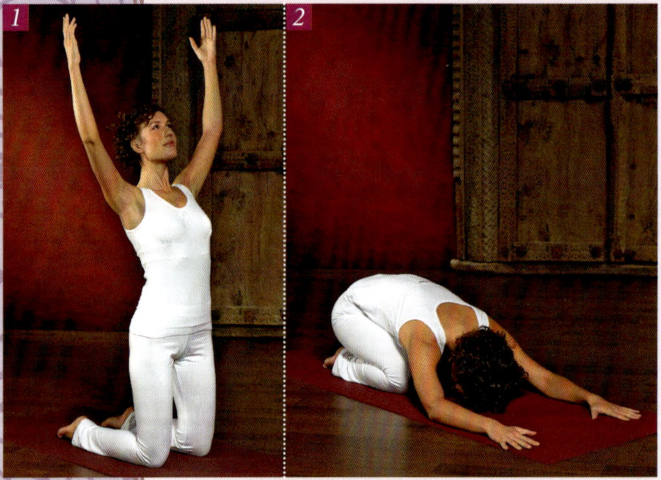

- Atmen Sie aus, und lassen Sie dabei das Gesäß zu den Fersen sinken und Arme und Stirn zum Boden. Sagen Sie sich innerlich: »Ich verbinde mich mit meinem Leben!« *2*
- Wiederholen Sie diesen kleinen Ablauf mehrere Male. Finden Sie Ihren ureigensten Rhythmus, und lassen Sie sich mit Ihrem ganzen Sein in die Bewegungen hineinfließen.
- Spüren Sie anschließend eine kleine Weile in einem Sitz Ihrer Wahl nach.

Üben Sie vorsichtig

… bei Angina Pectoris und Herzangst: Gehen Sie nur so weit in die Bewegung der Öffnung, wie es Ihnen wirklich angenehm ist!

Sich vor der Fülle des Lebens verneigen

Singen oder murmeln Sie das Mantra »Om Srim Sriyai Namaha« ganz nach innen gewandt. Gesprochen wird es »Ohm – Shrim – Shrijei Namaha«, und es bedeutet: »Ich grüße dich, du Kraft des Lebens.« Sri ist ein Name der weiblichen Formen des Göttlichen. Hier wird Lakshmi angerufen, die sinnbildlich für die Fülle der Schöpfung steht.

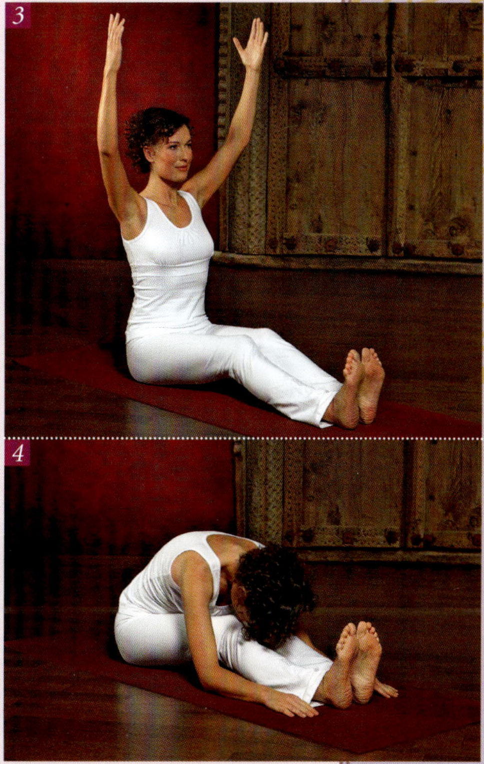
3

4

- Kommen Sie in den Langsitz. Wenn Sie Mühe haben, das Becken aufgerichtet zu halten, setzen Sie sich auf ein flaches Kissen oder eine zusammengefaltete Decke. Ziehen Sie die Muskeln beider Gesäßhälften mit den Händen nach hinten und außen.
- Atmen Sie ein, und heben Sie die Arme so weit, wie es Ihnen angenehm ist. *3*
- Atmen Sie aus, und beugen Sie sich so weit über Ihre Beine, wie es Ihnen mühelos möglich ist. *4* Singen Sie leise – oder murmeln Sie »Om Srim Sriyai Namaha«.
- Atmen Sie ein, und richten Sie sich auf.
- Wiederholen Sie diesen Ablauf mehrmals. Finden Sie Ihren ureigensten Rhythmus, und verinnerlichen Sie das Singen oder Murmeln des Mantras immer mehr.
- Spüren Sie anschließend eine kleine Weile in einem Sitz Ihrer Wahl nach.

Üben Sie vorsichtig

… wenn Ihre Rückenmuskeln noch nicht so stark sind: Führen Sie die Arme über die Seiten nach oben und unten, um lange Hebelarme zu vermeiden.
… bei Problemen im unteren Rücken (Bandscheiben, Hexenschuss, Ischias): Beugen Sie die Beine mehr an, oder üben Sie auf einem Stuhl sitzend.
Bei akuten Rückenproblemen machen Sie diese Übung bitte gar nicht.

WIRKUNGEN

- *Die Übungen fördern die Wahrnehmung von Weite im Brustraum und rund um das Herz.*
- *Sie vertiefen und verlangsamen die Atmung.*
- *Sie bringen Frieden und Sanftmut in den Geist.*
- *Die Übung »Das Dasein umarmen« kann auch bei Depressionen und Hoffnungslosigkeit helfen.*

Das Dasein umarmen

- Kommen Sie in einen aufrechten und bequemen Sitz Ihrer Wahl. Nehmen Sie bei Bedarf ein Sitzkissen. Achten Sie darauf, dass Sie seitlich ausreichend Platz haben.
- Atmen Sie ein, und öffnen Sie Ihre Arme weit zu den Seiten. Sagen Sie sich innerlich: »Ich umarme alle Aspekte meines Lebens!« *1*
- Atmen Sie aus, und führen Sie dabei beide Hände über dem Herzen zusammen. Sagen Sie sich innerlich: »Ich bin mein Leben!« *2*
- Wiederholen Sie diese beiden Bewegungen mehrere Male. Finden Sie Ihren ureigensten Rhythmus, und verbinden Sie sich innerlich immer mehr mit diesem »Ja!« zu Ihrem Da-Sein.
- Spüren Sie anschließend eine kleine Weile in einem Sitz Ihrer Wahl nach.

Üben Sie vorsichtig

… bei Angina Pectoris und Herzangst: Gehen Sie nur so weit in die Bewegung der Öffnung, wie es Ihnen wirklich angenehm ist!

1

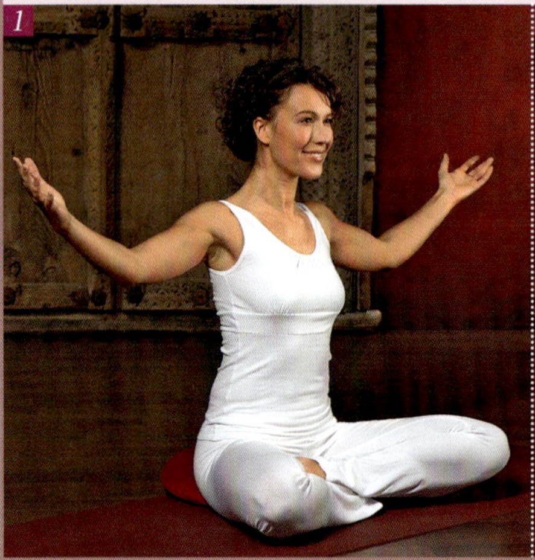

2

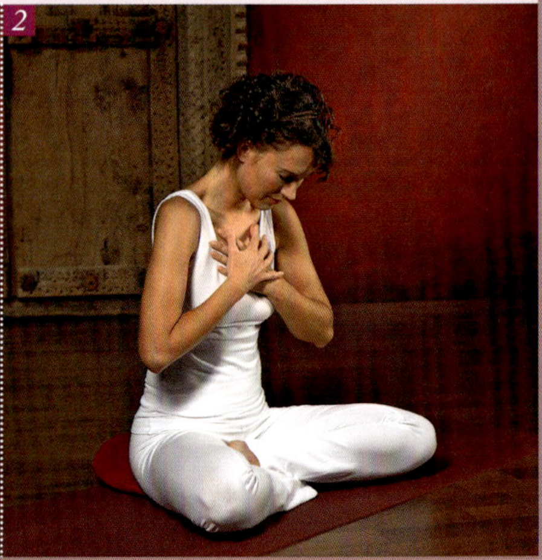

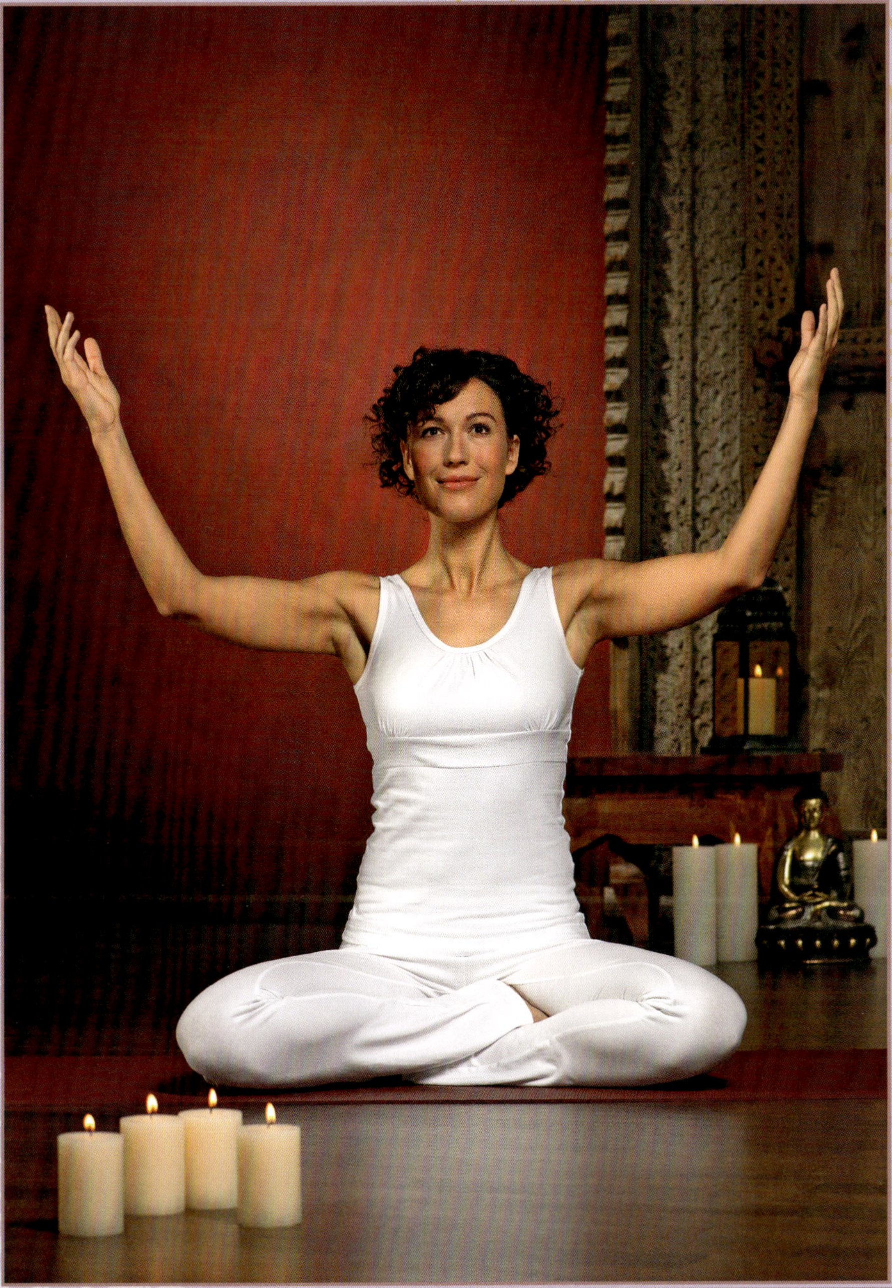

Pranayama

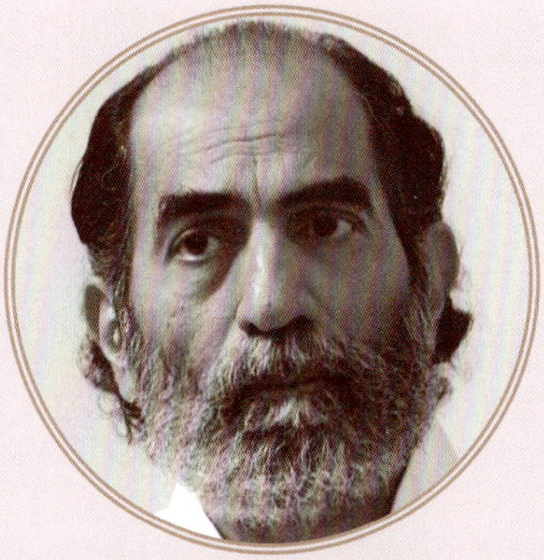

Dr. Shrikrishna Bhushan Tengshe

Dr. Shrikrishna Bhushan Tengshe hat als Mediziner über Pranayama promoviert und in Mumbai eines der größten Yoga-Gesundheitszentren Indiens geleitet. Heute widmet er sich der Förderung spiritueller Entwicklung und unterrichtet weltweit Yogalehrer und spirituell Suchende.

Dr. Shrikrishna ist in einem der ältesten Zentren für Yogaforschung und -therapie Indiens, dem Kaivalyadhama-Yoga-Institut und -Ashram in Lonavla, aufgewachsen. Es wurde im Jahr 1924 von Swami Kuvalyananda gegründet, der dort Yogapraktiken mit Methoden der modernen Physiologie zu untersuchen begann. Diese Untersuchungen, seine eigenen Erfahrungen und seine profunden Kenntnisse der Yogatradition führten Swami Kuvalyananda zu der Überzeugung, dass das uralte Yogasystem einen wesentlichen Beitrag zu einer spirituellen und materiellen Neuausrichtung der menschlichen Gesellschaft leisten würde, wenn man es mit der modernen wissenschaftlichen und experimentellen Forschung verbände. Dieses Ziel wurde zu seiner Lebensaufgabe.

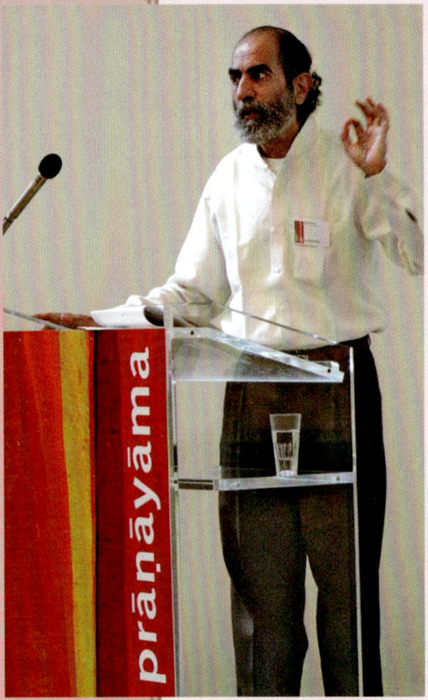

Dr. Shrikrishna ist ein gefragter Referent zu den Themen Pranayama und Yogatherapie.

Die Forschungsarbeiten seines Instituts trugen wesentlich dazu bei, Yoga in aller Welt zu verbreiten und in das moderne Denken zu integrieren.
Im Jahre 1932 wurde eine Zweigstelle des Kaivalyadhama-Instituts in Bombay (heute Mumbai) gegründet. Unter der Leitung von Dr. Shrikrishna entwickelte sich diese Einrichtung in den Jahren 1981 bis 1999 zu einem wichtigen Zentrum für Yoga und Yogatherapie.

Gesundheit durch Yoga

Dr. Shrikrishna entwickelte Therapieprogramme, genannt Arogya Sharanam (»Gesundheit durch Yoga«), für Patienten, die zum Beispiel unter Rückenschmerzen, Bluthochdruckproblemen, Diabetes, Asthma oder Angstneurosen litten. Deren Wirksamkeit konnte er auch in Deutschland in Forschungsprojekten von Universitäten und Krankenkassen unter Beweis stellen.
Jedes Jahr erlernten im Kaivalyadhama-Zentrum in Mumbai bis zu 4000 Teilnehmer Yogapraktiken – entweder, um ihre Gesundheit zu erhalten, oder als gezielte Hilfestellung für den natürlichen Heilungsprozess bei Krankheit. Die Angebote des Zentrums beinhalten auch heute die medizinische Betreuung durch in Yogatherapie ausgebildete Ärzte sowie den individuellen Unterricht durch Yogalehrer und -therapeuten.
Im Jahr 1999 entschied sich Dr. Shrikrishna, die administrativen Tätigkeiten im Institut abzugeben und sich intensiver auf die Lehre zu konzentrieren. Seitdem ist er weltweit an verschiedenen Yogainstituten kontinuierlich als Lehrer und Referent für Pranayama, Philosophie, Mantrarezitation und Meditation tätig. In seinen Weiterbildungsseminaren für Lehrende und Praktizierende des Yoga konzentriert sich Dr. Shrikrishna vor allem auf den Umgang mit dem Atem (Pranayama). Dessen neurophysiologische Wirkungen erforschte er früher ausführlich als Yogastudent im Kaivalyadhama-Institut sowie als Wissenschaftler am All India Institute of Medical Sciences. In seinen Kursen vermittelt

er nicht nur die Technik von Pranayama-Übungen auf äußerst präzise Weise, sondern sehr eindrucksvoll auch die subtile Essenz eines Yogaweges, der weit über das eher äußerliche Praktizieren von Körper-, Atem- und Meditationsmethoden hinausgeht.

Pranayama – die Atemkunst des Yoga

Im Pranayama beobachtet man über längere Übungsphasen die normalerweise unbewussten Atemmuster und modifiziert sie sanft in Richtung Tiefenentspannung. Mit der so gesteigerten Wahrnehmung können die eigenen Geistesvorgänge bewusster erfahren werden. Das eröffnet die Möglichkeit, dass sich tiefere Aspekte der Persönlichkeit transformieren. Pranayama kann als eine der ältesten Formen der Atemtherapie bezeichnet werden.

⁕ *Erste Stufe – Prakrita Pranayama:* Durch einfaches Atemgewahrsein werden wir zunächst sensibler für alle Vorgänge im Zusammenhang mit der Atmung. Gewohnheitsmäßige Atemmuster können so bewusst werden. Im menschlichen Organismus besteht eine enge Beziehung zwischen physischen bzw. psychischen Vorgängen und den Veränderungen der Atemmuster.

So geht beispielsweise Angst mit einer flacheren und schnelleren Atmung einher, Erschrecken mit plötzlichem unwillkürlichen Einatmen und Luftanhalten. Zumeist sind mit bestimmten unbewussten Atemmustern ebenso unbewusste geistige und emotionale Muster verknüpft – diese können durch ein verfeinertes Bewusstsein für die Atmung ihren zwanghaften Charakter verlieren. Eingefahrene Reaktionsweisen des Organismus werden so der bewussten Veränderung zugänglich.

> *»Pranayama bedeutet das Unterbrechen unbewusster Atemmuster … Es beinhaltet die Regulierung der Ausatmung, der Einatmung und der Atemverhaltung … Die regelmäßige Praxis von Pranayama verringert die Blockaden, die uns an einer klaren Wahrnehmung hindern.«*
>
> *Yoga-Sutra 2.49–51 (Auszüge)*

Die Atemmuster sind also ein Bindeglied zwischen Vorgängen des Körpers und des Geistes. Durch das Wissen darum, wie verschiedene Gewohnheiten die Atmung beeinflussen, ist es möglich, sich dieser unbewussten Muster bewusst zu werden, die den Geist beherrschen. Dies kann der erste Schritt sein, sich aus konditionierenden Gewohnheiten zu befreien. Im Yoga hat deshalb die Praxis des Pranayama auch traditionellerweise eine große Bedeutung.

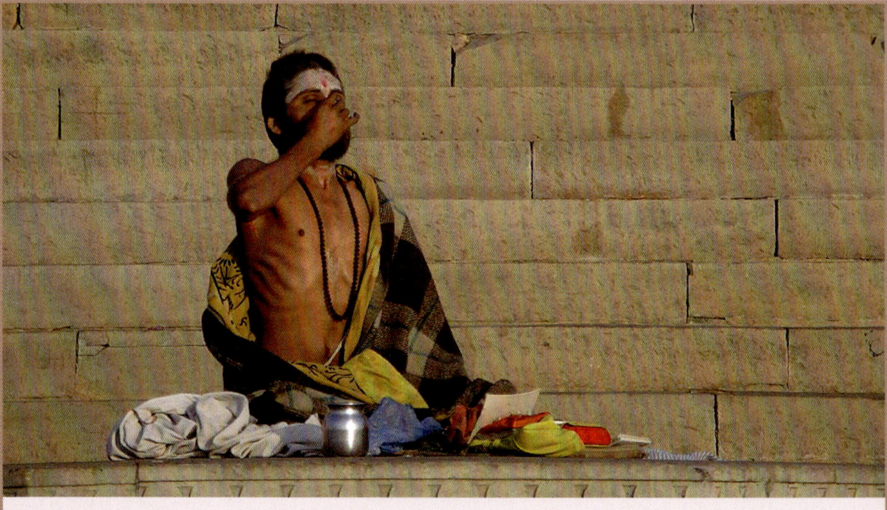

In Indien ist Pranayama immer Bestandteil der Übungspraxis. Bevorzugt übt man zum Sonnenaufgang unter freiem Himmel – wie hier ein Sadhu an den Ufern des Ganges.

* *Zweite Stufe – Vaikrit Pranayama:* Jetzt werden die Atemmuster gezielt verändert, indem man die Aus- und Einatmungsphase sowie die Atempausen achtsam modifiziert. Bei all dem ist sehr wichtig, dass keine innere Disharmonie entsteht, sondern dass die Übungen zu einem langsamen und sanften Atemfluss am Ende der Praxis führen. Durch diese sanft fließende Atmung beruhigt sich auch die gewohnheitsmäßig unruhige Denktätigkeit des Geistes.
* *Dritte Stufe – Kevala Pranayama:* Sie folgt einer längeren Praxis des Vaikrit Pranayama. Nun stellt sich eine tiefe innere Stille und Weitung des Bewusstseins ein. Die Atmung kommt zeitweise zum völligen Stillstand bzw. wird nicht mehr bewusst wahrgenommen. Mit dem stillen Atem ist ein stiller, wacher und offener Geist verbunden. Das freie, reine Bewusstsein ist die Grundlage dafür, Lebensmuster zu beobachten, zu verstehen und zu transzendieren, sie also in einen größeren Zusammenhang zu stellen und ihren Stellenwert zu erkennen.

Der Fokus dieses Yogawegs

* Yoga ist eine lebendige Tradition, die sich ständig wandelt und weiterentwickelt, ohne ihre Essenz und Zielrichtung zu verlieren.
* Die geistige und spirituelle Entwicklung des Menschen steht im Zusammenhang mit einem gesunden Körper und Geist. Yoga ist ein einzigartiges System

zur ganzheitlichen Förderung der Gesundheit, welches eine Vielzahl von Körper-, Atem- und Mentalübungen umfasst.

⁕ In der tiefen, inneren Stille, die entsteht, wenn der Geist ganz ruhig geworden ist, kann der Mensch sich regenerieren und wieder an seine Selbstheilungskräfte anknüpfen.

⁕ Die Übungen und der Lebensstil des Yoga sollen bewirken, dass Körper und Geist auf höchstmöglichem Niveau funktionieren. Sie helfen, diejenigen Faktoren auszuschalten, die dies behindern könnten.

⁕ Schädigende Gewohnheiten im Handeln und Denken sollen erkannt und durch eine Lebensweise nach yogischen Prinzipien aufgelöst werden. Dies ist – über die gesundheitlichen Wirkungen hinaus – die Grundlage für die Verwirklichung des Selbst.

⁕ Die Verwirklichung des Selbst ist das zentrale Anliegen des Yogawegs, da sich mit der so entstehenden Sichtweise auf das Dasein und das Leben ein umfassendes Verständnis manifestiert. Eine ganzheitliche Zusammenschau wird so zu der Grundlage, auf der man sein Leben zu gestalten lernt.

ICH UND SELBST: *Das Ich oder Ego wird im Yoga als etwas angesehen, was sich ständig anpasst und verändert und dadurch schillernd, flüchtig und – immer den Stimmungen folgend – weitgehend ohne Substanz ist. Davon unterscheiden die Yogis das Selbst, den Wesenskern eines Menschen, der ihn mit den universellen und ewigen Kräften des Lebens und des Bewusstseins verbindet. Das Selbst ist »Seins-Bewusstseins-Seligkeit« (sat cit ananda), es ist die intelligente Kraft des Lebendigen, die unaufhörlich in uns und durch uns wirkt.*

Was dies für das tägliche Leben bedeutet

⁕ Eine bewusste, den eigenen Bedürfnissen und den yogischen Prinzipien angepasste Lebensführung ist die Grundlage jeder Yogapraxis, damit diese nachhaltig wirksam werden kann.

⁕ Ein ruhiger, tiefer und regelmäßiger Atem ist die Basis für einen klaren und entspannten Geist. So kann umfassendere Bewusstheit entstehen.

⁕ Jeder trägt zum beträchtlichen Teil die Verantwortung für sein Denken und Handeln und für sein eigenes Wohlergehen.

⁕ Selbsterkenntnis führt dazu, dass die eigene Eingebundenheit in das komplexe Netzwerk des Lebens bewusst wird.

Fragen an Dr. Shrikrishna

Als wir endlich einen Termin gefunden haben und uns in einem seiner raren »Zeitfenster« gegenübersitzen, scheint die Zeit stillzustehen. Mit aller Ruhe und Gelassenheit bedenkt er jede Frage.

ANNA TRÖKES: Warum ist Ihrer Ansicht nach das Wissen des Yoga ein Schatz für die Menschheit?

DR. SHRIKRISHNA: Ich denke, dass der Yoga nicht nur ein Schatz für die Menschheit ist, sondern dass eine yogische Lebenshaltung höchst essenziell für unser Überleben ist. Überleben in dem Sinne, dass es um unsere weitere Existenz als Spezies Mensch hier auf der Erde geht. Die Art, wie wir derzeit unser Leben auf dem Erdball gestalten, ist nicht unbedingt eine Garantie dafür, dass wir (als Menschen) überleben werden. Ich sehe Yoga nicht nur als Set von Asana, Pranayama oder als spezielle Philosophie, vielmehr geht es dabei um ein inneres Bestreben – und zwar nach spiritueller Bewusstheit und Erkenntnis.
Diese Suche kann in verschiedenen Formen daherkommen und unterschiedliche Fragen aufwerfen. Grundsätzlich hinterfragt sie unsere heutige Art zu leben und das, was wir erschaffen.

»Die Erkenntnis davon, was ich tatsächlich bin und was die gesamte menschliche Gesellschaft und die Natur sind – wie alles ein Teil von mir ist und ich ein Teil von allem –, das macht zusammen das aus, was als ›spirituelles Bewusstsein‹ verstanden wird.«

Dr. Shrikrishna

In dieser modernen Welt leben wir immer formalisierter, fragmentierter und unverbundener. Wir zerfallen immer mehr in Einzelwesen – verlieren die Verbindung zur Natur, zu den anderen Mitgliedern der menschlichen Gesellschaft und in gewisser Weise auch zu uns selbst. Individualität wird überbetont, und Konkurrenzdenken beeinflusst alle Bereiche unseres Lebens – diese Kombination mündet in immer mehr Kampf, Konflikte und auch in ökologisches Desaster. Viele von uns leben nur für sich selbst, kümmern sich weder um ihre Gemeinschaft noch um die menschliche Gesellschaft oder die Welt im Großen und Ganzen. Vereinzelt gibt es zwar provisorische Lösungen für manche zeit-

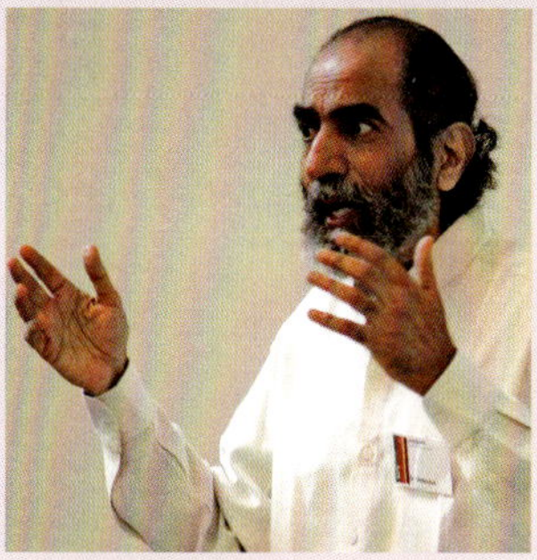

Dr. Shrikrishna

»Es geht darum, herauszufinden, wie man mit der Welt verbunden ist, wie die Welt mit mir verbunden ist. Sämtliche Konzepte Indiens – die des östlichen Kulturkreises dieser Welt – und insbesondere das Konzept der Veden basieren darauf, dass alles mit allem verbunden ist: sarvam sarvatmakam.«

lich vorübergehenden Probleme persönlicher, sozialer oder auch globaler Art, aber nicht im Sinne dessen, was uns eigentlich ausmacht.

Wir sind Menschen – nicht Inder, nicht Deutsche, Christen, Juden, nicht arm oder reich –, wir sind alle Menschen. Aber was bedeutet das: ein Mensch zu sein? Wir könnten mit unserem gegenwärtigen Verständnis wenigstens sagen, dass es eine große Verantwortung ist, als Mensch geboren worden zu sein. Für die Tiere ist das anders, deren Instinkte sorgen für ihr Überleben – die Natur sorgt hier für sich. Wir als denkende Tiere mit unserem eigenen Willen hingegen repräsentieren eine Entwicklungsstufe des Lebens, die unter Umständen eine Menge an Verwirrung und Selbstzerstörung hervorrufen kann. Das sollte uns in erhöhte Aufmerksamkeit und größere Wachsamkeit versetzen und bedeutet, dass wir mehr Verantwortung für unser Handeln übernehmen müssen.

Und hier kann Yoga ansetzen. Yoga oder die indische Art und Weise herauszufinden, was wir tatsächlich sind bzw. was die wesentliche Natur in uns ist – oder wer ich bin, was das Ich ist. Mit einem besseren Verständnis davon, was unsere wesentliche innere Natur ausmacht, können wir ein Verständnis dafür entwickeln, wie wir untrennbar mit allem um uns herum verbunden sind.

Wie kamen Sie zum Yoga? Und warum wollten Sie als Arzt Yoga unterrichten?

Tatsächlich habe ich keine bewusste Entscheidung getroffen – es sollte wohl so sein. Ich befand mich seit meiner Geburt in der Atmosphäre von Yoga, weil mein Vater Swami Kuvalyananda nahestand, der 1924 das Kaivalyadhama-Institut gründete. Mein Vater war einer seiner ersten Schüler, schon vor der Gründung des Instituts. Als ich geboren wurde, war das

Kaivalyadhama um mich herum – überall in der Atmosphäre –, Yoga war sozusagen in der Luft, die ich atmete.
Auch dass ich Arzt wurde, ist meinem Vater zu verdanken. Er sagte, wenn du wirklich an Yoga interessiert bist, ist das Medizinstudium einer der besten Wege, um dessen Wirkungen besser verstehen zu lernen. Mit Medizin meinte er ein wissenschaftliches Verständnis der Einflüsse des Yoga auf die unterschiedlichen Ebenen der menschlichen Funktionen – auf der physischen, physiologischen, emotionalen und auch auf der intellektuellen Ebene. So wurde ich also Arzt, um Yoga besser zu verstehen.
Ich kam zurück zum Yoga, um beides zu verstehen: sowohl die Erfahrungen auf rationaler und analytischer Ebene als auch die unbeschreibbaren Regionen jenseits der rationalen Denkmuster – und um mit diesen vertraut zu werden.

Sie leiteten viele Jahre das Kaivalyadhama-Institut in Mumbai. Was sind Ihre Erfahrungen mit Yogatherapie? Wo sehen Sie ihren Nutzen und wo ihre Grenzen?

Yogatherapie verfügt über unglaubliche Bewältigungsstrategien und Möglichkeiten und hat auch ihre spezifischen Begrenzungen. Für jeden Yogatherapeuten ist es deshalb sehr wichtig zu wissen, wo er innehalten muss und wozu er nicht in der Lage ist, um dann Aufmerksamkeit und Energie auf das zu lenken, was er bewirken kann.
Yogastrategien helfen nicht nur von außen, sondern auch von innen her. Ein Mensch, der erkrankt ist, sollte das Gefühl haben, dass er nicht nur passiver Empfänger ist, sondern ein aktiver Teilnehmer an dem Prozess, wieder gesund zu werden. Es ist in der Tat nicht so, dass ich ihn heile und dass ich der Heiler bin, sondern es geht darum, dass ich ihm helfe, zu heilen, zu gesunden. In diesem Prozess sind meine Energie, mein Verständnis, mein Wissen und meine Erfahrung zweifelsohne wichtig, aber wichtiger als diese ist seine innere Kraft, die die Heilung zu bewirken vermag. Diese Selbstheilungskraft wohnt jedem Menschen inne – der Yoga erlaubt nur ihre Ausdehnung und ermöglicht es, dass sich dieser Prozess ungehindert vollziehen kann.
Yogatherapie bedeutet also nicht, dass ich Ihnen ein Asana oder ein Pranayama beibringe, das dann wie Magie ein bestimmtes Resultat hervorzaubert. Wenn ich Ihnen ein Asana oder ein Pranayama beibringe, lehre

ich Sie vielmehr zu gesunden, indem ich Ihnen durch die erhöhte Aufmerksamkeit für die Vorgänge im Innern wieder den Zugang zu Ihren eigenen inneren Ressourcen ermögliche und Ihnen helfe, diese so vollständig wie möglich zu nutzen. Ich glaube, an dieser Stelle ist Yoga unglaublich fruchtbar, da die konventionelle Art und Weise der Medikation ja sonst eher von außen erfolgt.

Im alten Indien existierten Yoga und die Heilkunst Ayurveda als Geschwisterdisziplinen. Sie ergänzen sich und teilen viele Konzepte und Ideen. Eine dieser Ideen ist es, dass stets ein Selbstheilungsprozess existiert, der in irgendeiner Weise gestört, unterdrückt, abgelenkt oder behindert wird in seinem Wirken. Daraus entsteht Krankheit. Um wieder gesund zu werden, entferne also alles, was dieses Wirken behindert, und dann wird dieser Prozess in Gang kommen.

Was ist für Sie das Herzstück der Pranayama-Lehre? Und welcher Aspekt dieser Lehre erscheint Ihnen unverzichtbar in der Vermittlung?

Das Wort Prana hat in der Tradition viele Bedeutungen. Betrachtet man das gesamte Konzept, scheint man äußerlich vom physischen Aspekt des Atems auszugehen – von der Luft als physischem Element wie auch von den physischen Vorgängen der Atmung. Auf einer etwas subtileren Ebene repräsentiert Prana die physiologisch-biologischen Energien, die den Atemprozess regulieren, und auch die anderen inneren Vorgänge, die an den Funktionen der Vitalorgane beteiligt sind.

Auf der Geistesebene repräsentiert Prana die zentrale Energie, die das ganze Spektrum der Funktionen des menschlichen Seins ordnet.

Im Wesentlichen bedeutet Pranayama, sich seiner selbst in allen Aspekten gewahr zu werden, unter Zuhilfenahme des Atems. Den Atem zu manipulieren oder bestimmte Veränderungen der Atemmuster hervorzurufen, ist nur ein kleiner Teil von Pranayama.

> *»Pranayama bedeutet: Tanzen mit dem Atem.«*
>
> *Dr. Shrikrishna*

Was die Grundkonzepte hinter den technischen Aspekten des Pranayama angeht, beziehe ich mich im Wesentlichen auf die Betrachtungen und die Wortwahl, wie wir sie in den alten Abhandlungen über Yoga finden: Zunächst Prakrita Pranayama, bei dem der Fokus auf dem natürlichen Fließen des Atems liegt; dann folgt Vaikrit Pranayama, die Modifizierung der Atmung, und schließlich Kevala Pranayama, die Ruhe des Atems. Interessant ist auch, was wir in den Hatha-Yoga-Texten finden können, wenn es um die Verbindung des Atems mit dem Mantra »So Ham« geht: Bei der Übung Ajapa Japa bleibt man, ohne die Atmung in irgendeiner Weise zu verändern, auf das natürliche Fließen des Atems fokussiert und verbindet dies mit der innerlichen Wiederholung der Silben »So Ham«. So kann man die Bedeutung »Du bist Das« bzw. »Ich bin Das« erfahren. Dies ist eine typische Form des Prakrita Pranayama. Auch in einem anderen wichtigen Yogatext, in Patañjalis Yoga-Sutra (Seite 15), können wir entdecken, dass es gar nicht so sehr um die mechanischen Aspekte des Pranayama geht, sondern darum, dass Pranayama uns in einen Zustand des Geistes zu bringen vermag, der sehr positiv, kreativ, frei und heiter ist. Das bedeutet also, die Betonung liegt beim Pranayama nicht darauf, den Atem mechanisch, gewaltsam oder blind zu modifizieren, sondern ihn sanft, behutsam und mit großer Sorgfalt abzuwandeln, verbunden mit der Absicht, den eigenen inneren Zustand zu beeinflussen. Deshalb sollte man so üben, dass man am Ende der Pranayama-Praxis eine immer weiter fortschreitende Beruhigung des Atems erlebt. Und dieses Zur-Ruhe-Kommen der Atmung ist ganz eng verknüpft mit der Beruhigung des Geistes. Deswegen ist Prakrita Pranayama – das natürliche Fließenlassen des Atems – der allerwichtigste Startpunkt, bevor man damit beginnt, den Atem irgendwie verändern zu wollen. Der Effekt am Ende aller Pranayamas sollte sein, dass alle willentlichen Bemühungen jeglicher Art schwächer werden, sodass ein ruhiger Atem von selbst entsteht. Und dann wird diese Ruhe des Atems in ihrer Intensität und Dauer schrittweise immer länger und subtiler werden. Das mündet in das, was Patañjali als *chaturtha* bezeichnete, den »Vierten Zustand«, der sich allen Beschreibungen über innen und außen entzieht. Kevala Pranayama hat nichts mehr mit absichtsvollem Handeln zu tun. Es ist der Zustand, in dem der Atem ganz

SO HAM *(auch: tat tvam asi) bedeutet »Ich bin Das (Göttliche/Absolute)«. Diese Aussage ist der Kern der Lehre der Upanishaden (Seite 14). Sie ist die Erkenntnis, die in der Meditation entsteht, wenn sich die Wahrnehmung darauf ausrichtet, den eigenen inneren Wesenskern zu erfahren, die eigene Seele (Atman), über die man an der Weltseele (Brahman) teilhat.*

sanft und ruhig wird und der Handelnde in dir, der sich überall einmischen möchte, nicht anwesend ist. Der Geist ohne den Macher ist ein stiller Geist. Wenn der Handelnde abwesend ist, kann sich das Ich als das wahre Selbst manifestieren.

Gibt es einige Ratschläge, die Sie den Yogaübenden nach mehr als drei Jahrzehnten Ihrer Lehrpraxis geben wollen?

Grundsätzlich denke ich, dass alle Techniken des Yoga eine große Hilfe sind, wenn wir deren Natur, deren Möglichkeiten und deren Grenzen klar verstehen und wissen, wofür wir sie einsetzen können. Es sind dann nicht mehr nur körperliche Bewegungen, die mechanisch durchgeführt werden, sondern sie helfen uns, unser Bewusstsein zu entwickeln, uns mit dem verbunden zu fühlen, was die Realität ist. Sich verbunden zu fühlen, gewahr zu werden, was ist, ohne etwas auszuschließen, abzulehnen oder zu unterdrücken, das ist der Kern des Yoga und die Essenz.
Und dieses Gefühl der Verbundenheit ist eine sehr wichtige Sache, weil, wie ich eingangs sagte, sich die urbanen, modernen Menschen von allem

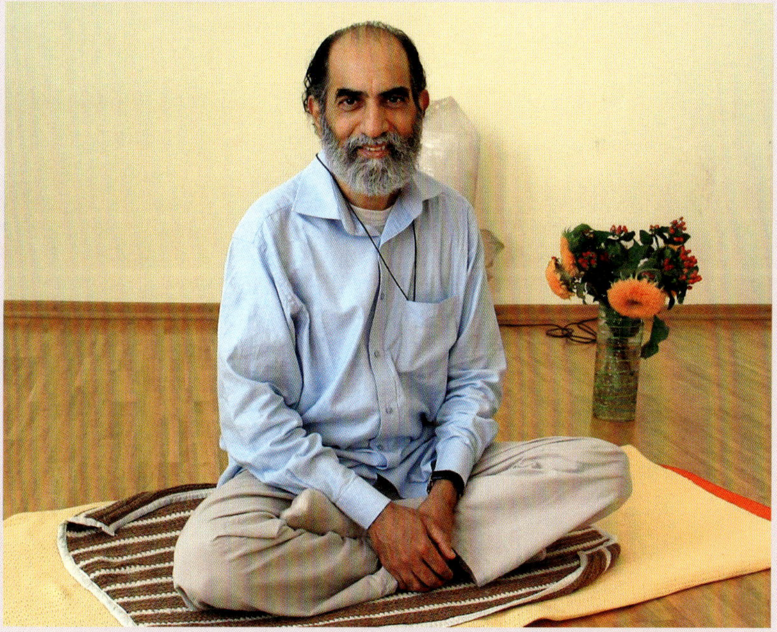

Im persönlichen Kontakt ist Dr. Shrikrishna ein offener und äußerst zugewandter Gesprächspartner.

abgetrennt fühlen, auch abgetrennt von der Natur um sie herum. Und mehr noch: Sie verstehen die Wichtigkeit und Bedeutung ihres eigenen Körpers nicht – wie wundervoll er ist. Die meiste Zeit sind sie mit ihm nur über das Äußere verbunden – durch die Augen der anderen –, die ihnen sagen, wie schön, wie attraktiv und wie ansehnlich sie sind. Sicherlich kann das innerhalb eines gewissen sozialen Kontextes wichtig sein, dass man attraktiv ist, aber viel wichtiger ist doch, den eigenen Körper so zu respektieren, wie er ist. Ich sollte mich mit ihm verbunden fühlen, so wie er ist, um seinen Wert zu verstehen.

»Yogamethoden sind nicht als Instantlösungen für verschiedene Probleme des eigenen Lebens gedacht. Was man als Fähigkeit durch diese Praktiken erwirbt, sollte in den Rest des eigenen Daseins übertragen, in alle Aspekte des Lebens integriert werden. Dadurch beginnt man, das Leben in einer sinnvollen Weise zu führen.«

Dr. Shrikrishna

Darüber hinaus sollte man mit den eigenen Emotionen verbunden sein und sie vollständig wahrnehmen, anstatt vor ihnen zu flüchten oder sie zu verleugnen.
Man sollte ebenso mit seinen eigenen Gewohnheiten und Gedankenmustern verbunden sein, um zu verstehen, welche Art von Gedanken und Emotionen immer wieder auftauchen.
Außerdem sollte man sich nicht nur mit dem, was das eigene Innenleben ausmacht, verbinden, sondern mit allem, was sich außerhalb dessen befindet – mit den Menschen, der Gesellschaft, der Natur. Ja, das Gefühl des Verbundenseins mit allem, was da ist – das ist Yoga. Asanas, Pranayama und Meditation können helfen, dieses Gefühl der Verbindung herzustellen. Welche Yogaübungen auch immer man macht, es eröffnet einem die Möglichkeit zu wissen, wie man sich verbinden kann. Man wird bewusst und offen für das, was gerade ist. Und man beginnt zu realisieren, dass ohne das Außen das Innen nicht existieren kann. Außen und innen sind nur Worte, um zu beschreiben, dass es etwas innerhalb des Körpers gibt und etwas außerhalb. Aber die Haut ist keine trennende Instanz, sondern eine Verbindung – eine Verbindung von innen und außen. Denn in Wirklichkeit gehören diese beiden Aspekte immer zusammen. Die Welt und wir sind jeweils ein Teil vom anderen – wir können nie getrennt sein.

Ausgewählte Übung

Die folgende Übung ist ein grundlegender und einleitender Schritt hin zum Pranayama. Nehmen Sie sich ungefähr eine halbe Stunde Zeit, und sorgen Sie für eine warme und ungestörte Umgebung.

Hinführung zu Pranayama

- Kommen Sie in eine komfortable, aufrechte Sitzhaltung Ihrer Wahl (siehe Fotos der verschiedenen Sitzhaltungen auf Seite 70), in der Sie stabil, entspannt und mühelos verweilen können, ohne sich häufig bewegen zu müssen. Oder legen Sie sich auf den Rücken, die Beine angewinkelt und die Füße stabil auf dem Boden aufgestellt.

WIRKUNGEN

- *Das gesamte Atemsystem wird entspannt und gestärkt, der Atem vertieft und befreit.*
- *Das Nervensystem wird harmonisiert.*
- *Der Geist findet Ruhe.*
- *Der gesamte Organismus kann sich regenerieren.*

Verfeinern Sie Ihre Wahrnehmung

- Nehmen Sie mit allen Sinnen Ihre Umgebung wahr: visuelle Eindrücke, Geräusche, Geriüche, Berührungsempfindungen … Lassen Sie sich dabei Zeit, alles wahrzunehmen. Beschreiben Sie auch nicht im Inneren mit Worten, was Sie wahrnehmen, sondern lassen Sie alle Eindrücke kommen und gehen, so wie sie unmittelbar sind. Beobachten Sie dabei gleichzeitig Ihren Geist und wie er darauf reagiert. Versuchen Sie, zumindest für eine gewisse Zeit innerlich frei zu werden von mentalen Aktivitäten wie Benennen, Reagieren, Vergleichen, Bewerten, Nachdenken. Können Sie zumindest für einige Zeit mit der Aufmerksamkeit dabeibleiben, im Hier und Jetzt sein?
- Schließen Sie nun Ihre Augen, und lassen Sie Ihre Aufmerksamkeit durch alle Bereiche Ihres Körpers wandern: Nehmen Sie bewusst einen Teil des Körpers nach dem andern wahr und abschließend den Körper als Ganzes – wiederum ohne diese Empfindungen mit Worten zu beschreiben oder in irgendeiner Weise darauf zu reagieren. Nehmen Sie den inneren Zustand des Körpers wahr. Alles, was Sie wahrnehmen, ist da aufgrund der kontinuierlichen Lebensprozesse im Körper. Was Sie wahrnehmen, sind nicht einfach nur Empfindungen, sondern es ist die Präsenz der Lebensaktivität selbst.

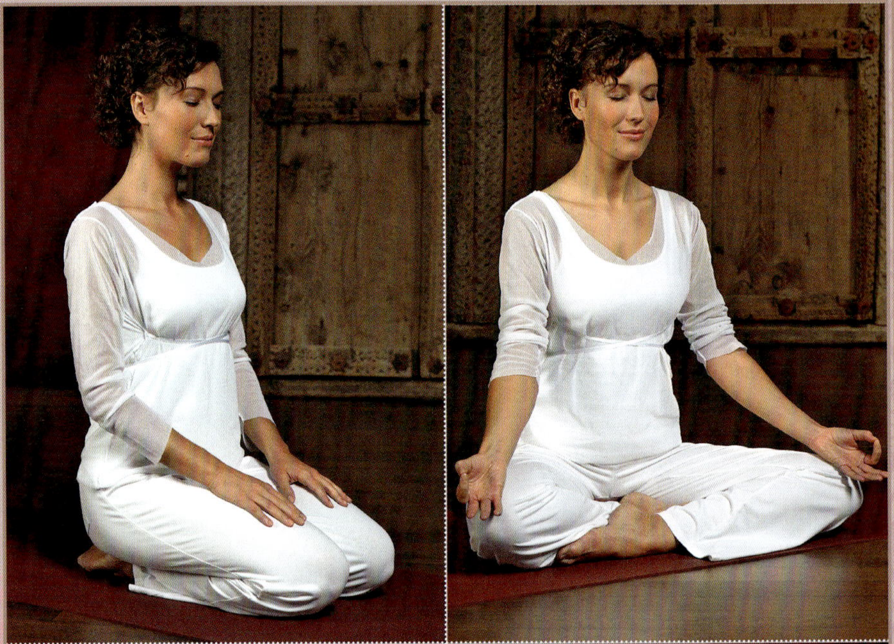

Die Sitzhaltungen:

links: Fersensitz (Virasana)

rechts: Angenehmer Sitz (Muktasana)

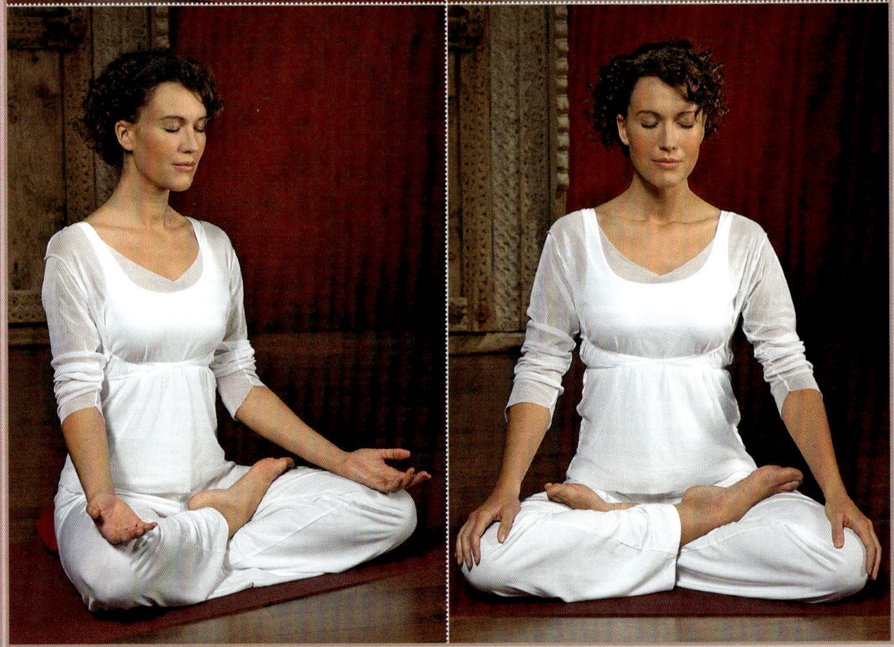

links: Halber Lotossitz (Ardha Padmasana)

rechts: Lotossitz (Padmasana)

Den Atem beobachten

- Fokussieren Sie nun Ihre Aufmerksamkeit auf die Atmung, ohne dadurch das Gefühl der Verbundenheit mit der Umgebung und dem inneren Zustand des Körpers zu verlieren. Spüren Sie die sanften Berührungen der Luft beim Ein- und Ausströmen am Naseneingang, im Bereich der Nasenhöhle, im Rachen- und Kehlbereich, im Hals – fühlen Sie den Kontakt mit dem Atemstrom entlang der gesamten Luftwege, wo auch immer Sie diesen wahrnehmen können. Die Atemaktivität macht uns erneut bewusst, dass das Äußere und das Innere immer miteinander verbunden sind und wie sie sich gegenseitig beeinflussen.
- Spüren Sie die Bewegungen der Atmung weiterhin im Hals und im Brustkorb, entlang der gesamten Atemwege. Nehmen Sie alle Atembewegungen wahr, während der Atem ruhig fließt – ganz natürlich und ohne willentliche Bemühungen. Es müssen nicht unbedingt starke Bewegungen des Körpers zu spüren sein. Fühlen Sie die natürlichen Bewegungen der an der Atmung beteiligten Muskulatur: wie der Brustkorb sich hebt und senkt, das Zwerchfell sich beim Einatmen kontrahiert, sich Richtung Bauchhöhle bewegt und beim Ausatmen wieder zurücksinkt. Spüren Sie die Bewegungen der Bauchdecke und wie das Zwerchfell mit diesen zusammenwirkt: Wenn sich das Zwerchfell bei der Einatmung nach unten bewegt, wird die Bauchdecke herausgedrückt, und bei der Ausatmung sinken beide wieder zurück. Bleiben Sie für eine Weile beim Spüren dieser sanften Bewegungen.
- Richten Sie danach die Aufmerksamkeit auf die Ausatmung. Versuchen Sie zu spüren, wann und wie am Ende jeder Ausatmung ein Impuls entsteht, um die nächste Einatmung beginnen zu lassen. Welche Veränderungen gibt es im Inneren am Ende jeder Ausatmung? Finden Sie heraus, wie die Atmung natürlich reguliert wird, ganz automatisch, ohne willentlichen Einfluss. Man muss für diese Atmung nichts aktiv tun, nichts verändern. Erleben Sie ganz einfach, was auch immer da passiert.

DIE ERFAHRUNG *von Körper und Umgebung geschieht gleichzeitig, denn im eigentlichen Sinne können sie nicht voneinander getrennt werden. Solange Sie in einem Körper existieren, wird es immer etwas geben, was Sie umgibt. Man kann beides unterscheiden, aber nicht voneinander trennen.*
Die Erfahrung des Äußeren und des Inneren gehört immer zusammen und ist eins.

Den Atem frei fließen lassen

* Die Atmung fließt mühelos und ohne Anstrengung. Diese Qualität der Atmung, dieses mühelose Fließen, ist sehr wichtig. Und ohne dass Sie diese Qualität verlieren, erlauben Sie nun der Atmung, noch etwas langsamer und tiefer zu werden. Lassen Sie die natürlichen Bewegungen des Brustkorbs, des Zwerchfells und der Bauchdecke Schritt für Schritt mit jedem Atemzug noch etwas weiter werden, ohne dabei das natürliche Fließen zu verlieren, sodass sich die Atmung auf ganz mühelose Weise vertiefen kann. Lassen Sie dies nicht plötzlich geschehen, sondern langsam über mehrere Atemzüge hinweg. Spüren Sie, wie die Atmung immer länger und tiefer und gleichzeitig immer langsamer und sanfter wird.
* Spüren Sie weiterhin, wie die Atmung ohne Mühe nach und nach länger und tiefer wird. Langsam verlängert sich auch die Ausatmung immer weiter und wird so vollständig wie möglich. Von Zeit zu Zeit kann eine natürliche Pause nach der Ausatmung auftreten. Die Ausatmung ist zu Ende, und der Impuls zur nächsten Einatmung tritt nicht unmittelbar danach ein. Diese Pause entsteht nicht, weil wir den Atem dort anhalten, sondern weil der gesamte innere Zustand zur Ruhe gekommen ist, sodass für eine Weile kein Bedürfnis nach der nächsten Einatmung besteht. Wenn dies geschieht, wird auch unser Geist ruhig werden.

Pausen entstehen lassen

* Richten Sie Ihre Aufmerksamkeit auf das, was Sie in dieser Pause spüren. Vertiefen Sie sich ganz in diese Energie.
* Wenn Sie die Übung beenden möchten, lassen Sie auch dafür genügend Zeit. Spüren Sie Ihre Atmung, Ihren Körper und seinen Kontakt zum Boden, spüren Sie Ihre Umgebung, und bleiben Sie im Kontakt mit diesem inneren Zustand.
* Behalten Sie die Bewusstheit für das Hier und Jetzt, die während des Übens entstanden ist, möglichst in allem bei, was Sie anschließend tun. Nehmen Sie so Ihre Atemerfahrung mit in den Alltag.

DIE NATÜRLICHE PAUSE *nach der Ausatmung, die von selbst entsteht und zu einem klaren, ruhigen Geist führt, ist eine Basis für tiefe Meditationserfahrungen und eine wichtige Voraussetzung für alle weiteren Atemübungen im Pranayama.*

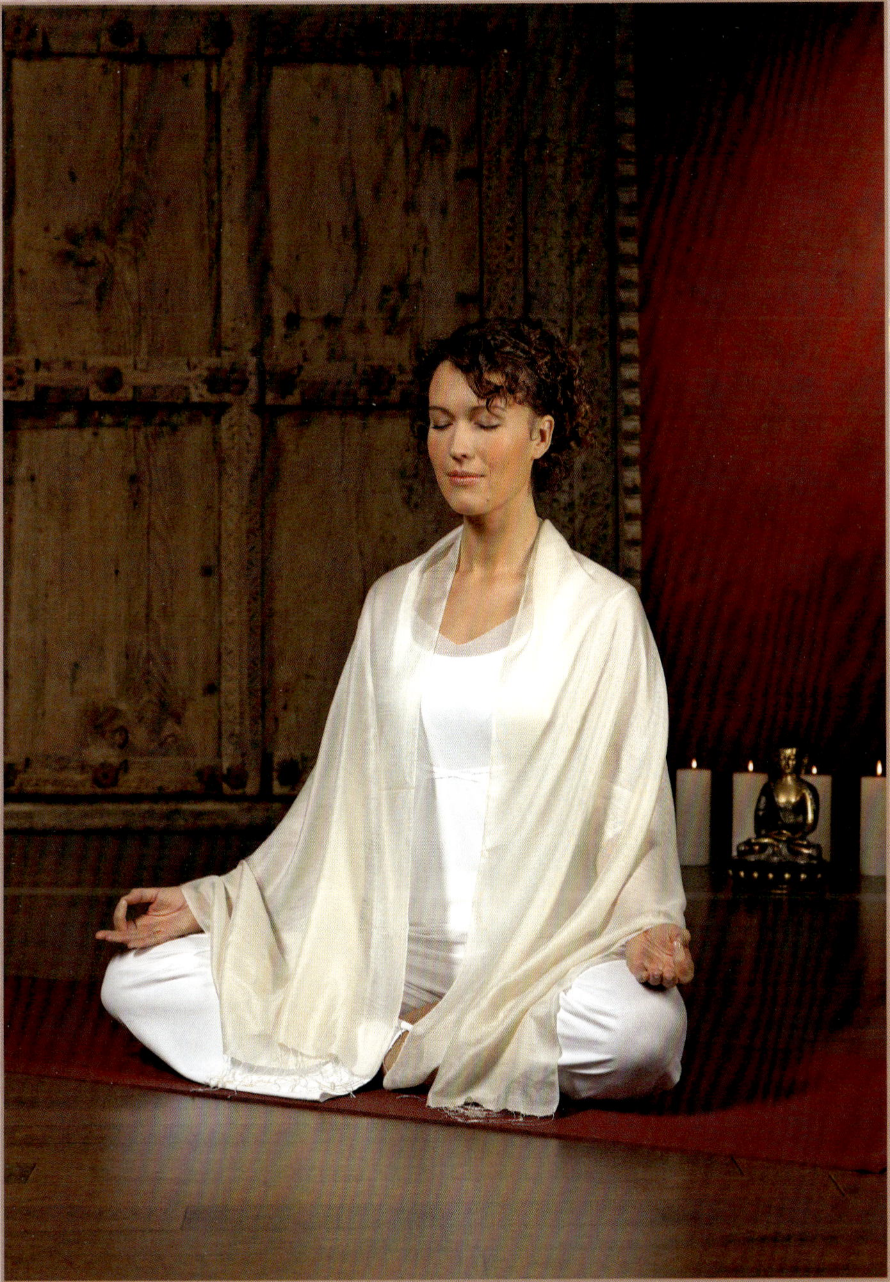

Vinyasa Krama

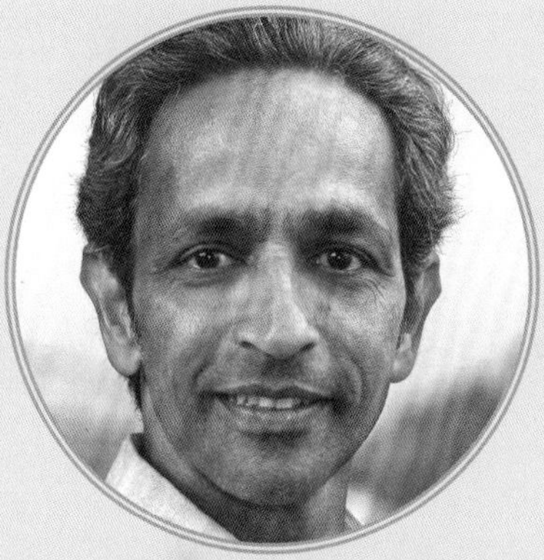

R. Sriram

Er kommt aus einer der bedeutendsten Yogatraditionen Indiens und ist heute einer ihrer gefragtesten Lehrer im deutschsprachigen Raum. Als einem der Ersten gelang es ihm, das alte Wissen Indiens mit den Bedürfnissen der heutigen Menschen in Indien und im Westen zu verbinden.

R. Sriram wuchs in Madras (heute Chennai) auf und begegnete dort während seiner Studienzeit Sri T. K. V. Desikachar, der für viele Jahre sein Lehrer wurde. Schließlich begann er auch selbst, Yoga zu lehren.

In dieser Zeit hatte er das Glück, an Unterrichtsstunden von Sri T. Krishnamacharya teilnehmen zu können. Dieser Yogameister, der 1989 im Alter von 101 Jahren starb, vertrat sowohl die Lehren des großen Yogameisters Sri Ramamohana Brahmacharya aus den hohen Bergen Nordindiens als auch die seines spirituellen Vorfahren Sri Nathamuni aus dem tiefen Süden Indiens. Diese beiden Lehren standen eigentlich unversöhnlich nebeneinander. Sri T. Krishnamacharya lehrte also den ganzen Yoga.

Die Traditionslinie von Sri T. Krishnamacharya

Er war über 60 Jahre als Lehrer tätig. Einige seiner zahlreichen Schüler aus dieser Zeit übten später weltweit großen Einfluss auf den heutigen Yoga aus: *Sri B. K. S. Iyengar* gründete ein Zentrum in Pune, Indien, dessen Schüler weltweit unter dem Namen Iyengar-Yoga unterrichten. *Sri Pattabhi Jois* initiierte ein Zentrum in Mysore, Indien. Seine Schüler lehren weltweit unter dem Namen Ashtanga-Vinyasa-Yoga. *Srimati Indra Devi* gründete ein berühmtes Zentrum in Argentinien und wurde Lehrerin für Tausende Yogaschüler auf der ganzen Welt. Krishnamacharyas Sohn *Sri T. K. V. Desikachar* war über drei Jahrzehnte lang engster Schüler seines Vaters. Er gründete ein großes Zentrum in Chennai, das Krishnamacharya Yoga Mandiram, wo Menschen aus aller Welt in Yoga ausgebildet und therapiert werden. Seit den 60er-Jahren vermittelt er auch in westlichen Ländern den universellen Geist des Yoga. Sein Schüler *Sriram* wiederum begleitete im Laufe der letzten beiden Jahrzehnte den Yogaweg Hunderter von YogalehrerInnen im Einzelunterricht. All diesen Menschen wurde er gleichermaßen Meister und Freund. Sein lange gereiftes Wissen und seine große Erfahrung in vielen Yogathemen vermittelt er auch durch Bücher und Seminare. Aber nur, wer ihn schon erlebt hat, weiß, wie schön Sriram die alten Texte zu singen vermag, denn er ist auch ein Meister des Vedic Chant.

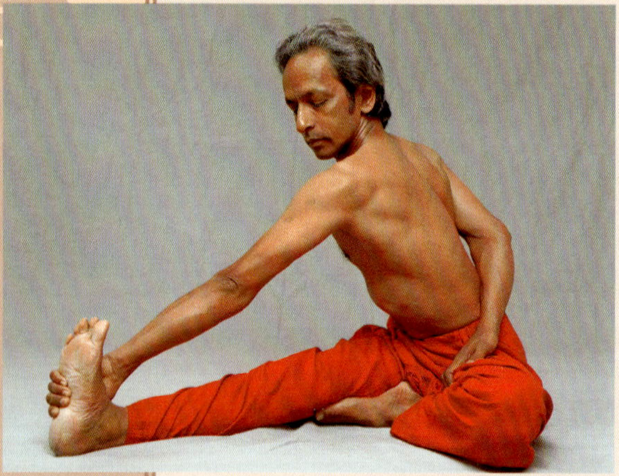

Srirams Sadhana umfasst neben Pranayama, Chanten und Meditation auch eine intensive Asanapraxis.

Sein Lehrer und Mentor T. K. V. Desikachar nennt ihn einen »wahren Botschafter indischer Spiritualität, nicht nur, weil er die verschiedenen Aspekte von Yoga lehrt, sondern weil er uns auch an seiner Yogaerfahrung auf allen Ebenen des Daseins teilhaben lässt – im sozialen, persönlichen, körperlichen, mentalen und geistigen Bereich. … Der Name Sriram bedeutet unter anderem ›wertvolles Glück‹.« (Zitiert aus seinem Vorwort zu: R. Sriram, »Yoga. Neun Schritte in

die Freiheit«.) Solch ein »wertvolles Glück« zu haben, empfinden all jene, die durch Sriram in den Yoga eingeführt wurden und mit seiner Hilfe tiefer in das yogische Wissen eindringen.
Seit 1987 lebt Sriram mit seiner Frau Anjali, die klassischen indischen Tanz (Bharata Natyam) unterrichtet, in Deutschland. Er pendelt zwischen hier und Südindien, wo er sich in den letzten Jahren intensiv einer Hilfsaktion für die Opfer des Tsunamis von Weihnachten 2004 widmete.

Der Fokus dieses Yogawegs

- Der Mensch steht im Mittelpunkt des Yoga – und nicht umgekehrt.
- Es gibt kein vorgegebenes Standardprogramm. Die Yogapraxis wird den Fähigkeiten und Bedürfnissen des Übenden angepasst (Vinyasa Krama) und aus zahlreichen Körper- und Atemübungen, Reflexionen und Mantras ausgewählt.
- Am Ende jeder Stunde bekommen Schüler einen neuen Übungsbogen – ihr regelmäßiges Üben zu Hause wird gefördert.
- Der Atem, Prana, die Essenz des Lebens, steht im Mittelpunkt allen Übens.
- Kraftvolle Asanas und Vinyasas (Bewegungsabläufe) werden immer mit einem langsamen und langen Atem mit oder ohne Atempausen kombiniert.
- Das Gleichgewicht von Geist und Körper wird vermittels der Atmung hergestellt, da das Befinden von Körper und Geist von dem des Atems abhängen.
- Die Yogaphilosophie – insbesondere Patañjalis Yoga-Sutra – macht deutlich, wie die Yogapraxis helfen kann, frei von Anhaftungen zu werden (Kaivalya).

Was dies für das tägliche Leben bedeutet

- Die Yogapraxis hilft, das ganze eigene Potenzial zu erkennen.
- Man findet die richtige Anstrengung für jede Form des eigenen Handelns und kann überflüssige mentale und körperliche Anspannung ausschalten.
- Man lernt, so intensiv mit sich in Kontakt zu kommen, dass man weiß, was aktuell für einen das Richtige ist, was also stimmig und förderlich ist.
- In anstrengenden Alltagssituationen kann man den Atem nutzen, um den Geist zu beruhigen und zu stabilisieren.
- Es wächst das Vertrauen, mit der Yogapraxis eine Methode zur Verfügung zu haben, die einen auch durch schwierige Alltagssituationen geleitet.

Fragen an R. Sriram

Während ich auf das Gespräch mit Sriram wartete, sah ich durchs Fenster des Yogastudios, wie er sich voller Achtsamkeit ganz auf den Menschen ausrichtete, der gerade eine Einzelstunde bekam.

ANNA TRÖKES: Was ist der Schatz, den Krishnamacharya und sein Sohn Desikachar durch ihren Yoga mit der Welt teilen?

R. SRIRAM: Krishnamacharya, vor allem aber Desikachar schlugen eine Brücke zwischen den Kulturen Indiens und des Westens. Krishnamacharya war einerseits ein äußerst traditioneller Mensch, ein klassischer Inder und Brahmane, der sich allen möglichen Tabus fügte und von Dingen fernhielt, die nicht erlaubt waren. Vieles betraf auch das Lehren. So durften zum Beispiel Angehörige niedriger Kasten keine heiligen Schriften lesen. Ausländer gehörten nicht zum Kastenwesen, insofern galten sie als unrein. Es gab ganz klare Regeln. Aber in den indischen Schriften, die solche Regeln aufstellen, steht auch: Wenn es eine Gefahrenzeit gibt, gelten überhaupt keine Regeln mehr! Und Krishnamacharya sagte: Es ist eine Bedrohung, dass unser altes Wissen untergeht. Insofern gelten die alten Regeln nicht mehr. Jeder darf lernen, jeder soll lernen! Und das galt dann für alles, ob Yoga-Asanas, Texte, Mantras, egal. So wurde es möglich, dass viele Moslems zum Yoga kamen und Krishnamacharya in der Folge moslemische und sowieso christliche Schüler hatte.

Und dies ist das andere Geschenk: »Yoga soll dem Ort, der Zeit, der Situation und der Person angepasst sein.« Es ist nicht Krishnamacharya selbst, sondern seine Tradition, die das sagt – der Satz findet sich im Yoga-Sutra 2.31. »Lebt ein Mensch in vollkommener Übereinstimmung mit den *yama*, wird er niemals davon abweichen, egal welcher Berufung er folgt, an welchem Ort und zu welcher Zeit er lebt und welcher Art seine momentanen Umstände sind. So erfüllt er

YAMA *sind die fünf Aspekte, die – wenn wir uns im Yoga verankern – unsere Haltung gegenüber unserer Umwelt bestimmen sollten. Es sind Gewaltlosigkeit bzw. Rücksichtnahme, Wahrhaftigkeit, Nicht-Stehlen, maßvoller Lebenswandel und Anspruchslosigkeit (erläutert im Yoga-Sutra 2.30 ff.)*

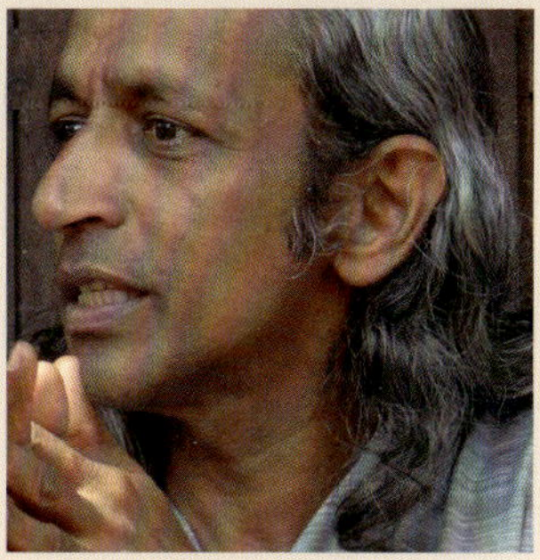

»Einerseits können wir nicht aufhören zu denken, weil wir nun mal im 21. Jahrhundert leben. Andererseits müssen wir dieses Denken irgendwie in Harmonie bringen mit unserem Glauben und unserem Tun. Patañjalis Yoga-Sutra hilft uns dabei, das alles wieder auszubalancieren.«

R. Sriram

die höchste Stufe.« (Übersetzt von T. K. V. Desikachar) In diesem Sinne gestaltete Krishnamacharya auch seine therapeutische Arbeit – und formulierte kurz und bündig: »Yoga passt sich dem Menschen an, fertig, aus, Schluss. Du kannst nicht den Menschen dem Yoga anpassen; der Mensch darf nicht angepasst, geformt werden oder dem Yoga gerecht gemacht werden! Yoga muss dem Menschen gerecht gemacht werden!« Weißt du, das war sehr, sehr radikal. Davor kannte man ja nichts anderes, als dass die Menschen, die Yoga praktizierten, sich zu hundert Prozent den Anforderungen und Anleitungen ihrer Lehrer unterwarfen, egal ob es ihren Voraussetzungen und Bedürfnissen entsprach oder nicht.

Wie hast du zum Yoga gefunden?

In der Bhagavad Gita, einem der großen indischen Weisheitstexte, heißt es, dass es verschiedene Arten von Schülern gibt. Der eine geht zum Yoga, weil ihm die Welt voller Leiden ist, er erlebt das Leiden an sich selbst und sagt: »Ich möchte aus dem Leid rauskommen.« Der andere hat eine ganz starke Vision oder ein Ziel und sagt: »Ich muss das machen!« Um dieses Ziel zu verwirklichen, geht er zum Yoga. Es geht ihm nicht um ein soziales Ziel, sondern um ein inneres Ziel. Er sagt: »Ich muss das machen, um mich zu finden, um zur Erkenntnis zu kommen.« Der Dritte fragt: »Was ist die Wahrheit, wo liegt die Wahrheit? Ist das die Wahrheit, die ich vor mir habe?« Er ist motiviert aus einer fragenden Perspektive. Ich glaube, das ist eher mein Beweggrund gewesen. Mein Grundtenor damals war, dass etwas nicht richtig tickt in der Welt, um mich herum, bei Familie, Freunden, Schule, Welt. Ich dachte, ich bin nicht glücklich, wenn ich nur diese Welt als Wahrheit hinnehmen muss.

YOGA UND RELIGION:
Der klassische Yoga Patañjalis entstand vor etwa 2000 Jahren. Die Sichtweise auf die Natur des menschlichen Geistes und das Sein versuchte ganz bewusst, die Religionen Indiens nicht mit einzubeziehen. Damit stand dieser atheistische Yogaweg im Gegensatz zum Hinduismus und wurde deshalb immer wieder heftig von der Priesterkaste (den Brahmanen) angegriffen.

Es gab noch ein zweites Thema, das mich in meiner Jugend und in meiner Universitätszeit sehr bewegte. Ich habe mich damals sehr viel mit westlicher Philosophie und englischer Literatur beschäftigt. Alles, was ich dort las, kommt sehr aus dem Intellekt. Da hat mich die Frage bewegt, wie es möglich sein kann, dass man sich selbst rein aus dem Intellekt versteht. Diese Frage kam sehr, sehr oft. Sie war auch ein Grund, wieso ich wieder zum Yoga zurückkam. Denn ich war grundsätzlich ein sehr religiöser Mensch, hatte aber in meiner Jugend davon Abstand genommen. Das Vedanta (Kasten rechts) hatte mich nicht mehr so fasziniert in der Zeit, als ich zum Yoga kam. Ich habe sogar einen großen Bogen um die Religion gemacht. Aber die Lösungen, die nicht religiös waren, waren mir zu intellektuell. Und in diesem Zeitraum, über Gespräche mit Freunden, persönlichen Austausch und so weiter, kam ich zu der Überzeugung, dass Yoga eine andere Antwort gibt. Ich bin sehr dankbar, dass ich die Begegnung mit der westlichen Philosophie hatte. Das hat mir sozusagen den Kick gegeben, wieder zurück zur indischen Philosophie zu gehen.

Du bist sehr innig der Tradition Krishnamacharyas verbunden. Warum wurde gerade dieser Lehrer so wichtig für dich?

Ich bin ja zuerst Schüler von Desikachar geworden und habe so das Yoga Mandiram mit 23 Jahren kennengelernt. Ich kam damals aus der brahmanischen Tradition, hielt mich aber für modern und stand deshalb natürlich in großer Distanz zu der konservativen Tradition. Ich hatte sehr viele Berührungsängste mit jemandem wie Krishnamacharya, der äußerlich so ein traditionelles Bild bot. Solch ein Lehrer schien mir für mich zu heilig. Sein Sohn Desikachar dagegen machte einen total modernen Eindruck. Ich glaube, das war für mich ganz wichtig.
Ich hatte davor verschiedene Yogarichtungen kennengelernt. Ich wusste von Menschen aus meiner Familie und auch von anderen Personen, dass Yoga sehr viel mit Asanas zu tun hat. Bei den Traditionen, mit denen ich bis dahin Kontakt hatte, lag der Schwerpunkt dagegen auf Meditation.

Und da ich ein sehr skeptischer Mensch war und bin, habe ich gesagt: »Ich werde Yoga lernen!« – meinte aber: »Ich will lernen, den Geist zu verstehen.« Aber Desikachar hat gesagt: »Das geht nicht, du musst erst mal Asanas machen.« Er hat mich korrigiert und gesagt: »Ich bringe dir nicht Yoga bei, ich bringe dir Asanas bei.« Das hat mich ziemlich erschüttert, denn schließlich war ich mit der Vorstellung gekommen, ich würde bald alles verstehen und alles durchschauen. Als ich zuvor bei den Meditationslehrern gewesen war, hatten mir Asanas gefehlt, aber trotzdem habe ich im Yoga nicht Asanas gesucht, sondern etwas Geistiges. Und da sagt Desikachar mir: » Du kriegst nichts Geistiges! Du kriegst erst mal etwas Körperliches!« Und – was mich auch an dieser Tradition fasziniert hat, war, dass neben diesen vielen körperlichen Übungen eine ganz intensive Beschäftigung mit den Schriften zu meinen Studien gehörte. Damit wurden dann aber schließlich doch auch meine geistigen Bedürfnisse erfüllt.

VEDANTA *ist eine der Sichtweisen der indischen Philosophie, in der die absolute Einheit des Menschen mit allem Sein und mit dem göttlichen Urgrund (Brahman) im Mittelpunkt aller Lehren steht.*

Was ist das Herzstück deiner eigenen Yogapraxis?

Das Herzstück sind meine Yogaübungen, und es geht mir dabei um die mentale Einstellung, mit der ich übe. Ich beziehe mich auf Patañjalis Yoga-Sutra (Seite 15), und zwar auf die Anleitung, wie man Asanas üben soll. Es ist die Idee des *ananta samapathi* (Yoga-Sutra 2.47), was wörtlich übersetzt bedeutet, mit dem Unendlichen verbunden zu sein. Das heißt, dass ich mich, während ich übe, nicht nur auf meinen Rücken konzentriere oder darauf, wie meine Pose aussieht, was meine Probleme sind oder in welcher Verfassung mein Geist ist und so weiter – sondern ich versuche, mit etwas Unendlichem in Verbindung zu kommen.
Ananta ist das Wort für das Unendliche, aber auch das Wort für die Schlange, und das heißt, es ist auch das Wort für Prana.
So ist es also Prana, über den du dich mit der Unendlichkeit verbindest, weil es der pranische Atem ist, der dich am unmittelbarsten mit der Weite verbindet. Wenn du das Fenster einen kleinen Spalt aufmachst, besteht zwischen der Luft hier und draußen kein Unterschied. Wir sagen zwar, dass wir draußen oder drinnen im Raum sind, aber man kann nicht

VERWIRKLICHUNG: *In der indischen Philosophie wird die Ansicht vertreten, dass unseren Wahrnehmungen und Erfahrungen keinerlei Wirklichkeit (im Sinne von Objektivität) innewohnt. Durch den Yoga können wir den Geist so weit beruhigen, dass er dem Wahrgenommenen keine Wertungen oder Kommentare mehr hinzufügt. Wenn sich dies als dauerhafter Zustand zeigt, wird ein Mensch als »verwirklicht« bezeichnet.*

sagen, das ist die Innenluft und das die Außenluft. Das ist lächerlich, denn die Luft ist ständig in Bewegung. Deshalb kann ich auch nicht sagen, das ist mein Innenraum, denn es ist ein ständiges Miteinander-Verschmelzen. Insofern sind wir über den Atem ständig mit der Weite verschmolzen, mit dem kosmischen Raum. Das ist ein Bhavana, also eine positive mentale Einstellung, verstehst du?

Ich glaube, die mentale Einstellung ist sehr wichtig für die Verwirklichung im Yoga. Und ich finde es interessant, dass Patañjali dies bereits für die Asanas sagt, denn diese Einstellung können wir dann immer weiterentwickeln, bis hin zur Meditation. Da brauchst du eine ähnliche Einstellung, mit deren Hilfe du sozusagen den Kosmos in dir entdeckst.

Was ist das Herzstück deiner Yogalehre?

Mir ist mehreres beim Unterrichten sehr wichtig. Zum einen ist es der Atem! Als Lehrer schaue ich auf den Atem. An ihm merke ich, ob der Rhythmus, ob die Übung überhaupt für den Menschen stimmt. Wenn jemand übt und der Atem nicht stimmt, dann weiß ich, dass irgendetwas grundsätzlich nicht stimmt. Um als Lehrer immer besser zu unterrichten, schaue ich immer genauer auf den Atem. Und die Schülerin oder der Schüler lernt auch für sich, mehr und mehr auf den eigenen Atem zu achten, weil ihr/ihm der Atem so wichtig ist.

Des Weiteren sind für mich die Augen sehr wichtig, insbesondere der Blick. Er zeigt, wo jemand jetzt gerade ist. Man kann es nicht immer erkennen. Aber oft ist es ein wichtiges äußeres Signal. Selbst wenn jemand die Augen geschlossen hat, merkt man schon an den Augäpfeln, an der Ausrichtung der Pupillen, wohin der Blick gerichtet ist.

Wenn ich anleite, mache ich darauf aufmerksam, wohin der Schüler schaut. Ich habe beispielsweise einen Schüler, der ein sehr beweglicher Typ ist. Er übte ein Asana, das ziemlich anstrengend war, auch was die Balance betrifft; aber er hatte so einen unglaublich konzentrierten Blick.

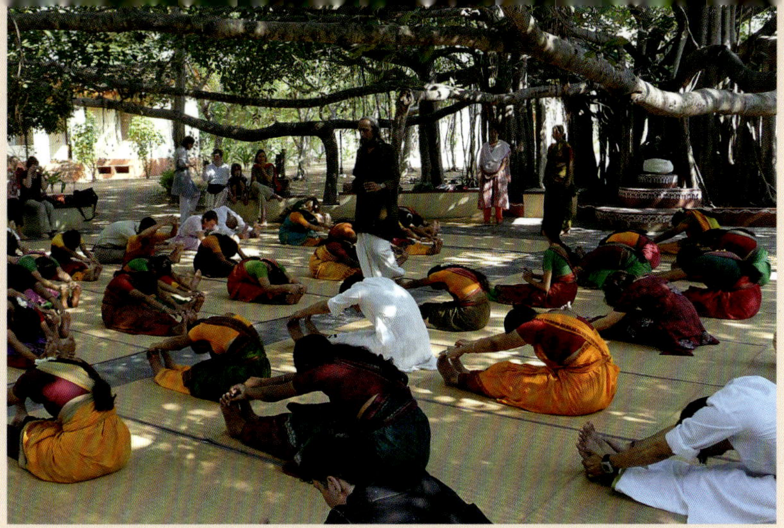

In Indien wird Yoga wieder zunehmend Teil des Alltags. Besonders die Frauen beginnen nun auch, den Yoga zu entdecken.

Bei so einem ruhigen und konzentrierten Blick weiß ich, dass ihm das Asana gelingt. Und manchmal gelingt ein Asana nur aus reiner Körperkraft – und die Augen sind nicht ruhig und nicht so fokussiert.
Und drittens ist das Yoga-Sutra wichtig. Du weißt ja, ich beziehe mich immer darauf, bei allen Antworten. Die Sutras sind für mich eine Botschaft, sie sind für mich Indiens Weisheit, und als Inder hier im Westen ist es sozusagen mein Auftrag, diese Botschaft zu vermitteln.
Das Yoga-Sutra entwirft ein Bild, das Körper und Geist nicht trennt. So können Körper und Geist und deren Probleme als eins betrachtet und behandelt werden – und nicht nur der Körper, der Geist und seine Probleme für sich. Das ist ganz einmalig. Das Yoga-Sutra ist insofern ein Psychologiebuch, weil es den Geist beschreibt. Aber es ist auch ein holistisches Gesundheitsbuch oder ein medizinisches Buch, weil es den Körper betrachtet und das Zusammenspiel von Körper und Geist.

Gibt es ein Asana oder ein Pranayama, das deiner Ansicht nach idealerweise jeder Mensch lernen sollte?

Mir ist es ganz wichtig, dass ein Mensch lernt, sich gut zu bewegen, denn das ist notwendig für eine gute Haltung. Ich denke bei »Bewegen« besonders an das Beugen und Aufrichten, was wir ohnehin im täglichen Leben so oft machen müssen. So ist es besser, beim Runtergehen – um zum Beispiel etwas vom Boden aufzuheben – die Knie zu beugen. Und danach, beim Aufrichten, ist es hilfreich, mit geradem Rücken hochzukommen, weil dann die aktiven Rückenmuskeln die Wirbelsäule halten.

Außerdem ist es unverzichtbar, das Ausatmen zu lernen. Bei Patañjali heißt es: »Wenn du mental unruhig bist, musst du lernen, vollständig auszuatmen und diese Atemleere etwas zu halten« (Yoga-Sutra 1.34). So ist meine wichtigste Regel, ganz bis zum Ende auszuatmen und dann einen Moment innezuhalten. Die zweite Regel ist, den Einatem wirklich kommen zu lassen. Nie in Panik geraten und nach Luft schnappen, sondern darauf vertrauen, dass der Einatem kommt. Wenn du genügend ausgeatmet hast, kommt der Einatem – vertrau nur darauf. So atmest du aus, und dann lässt du absolut los und machst gar nichts. Wenn es dir wirklich gelingt, immer passiver zu werden, dann wird der Einatem sogar langsamer, immer langsamer. Also profitiert auch der Einatem sehr davon, und es wird viel in dir heilen, wenn du den Einatem kommen lässt.

Gibt es ein Motto, das du uns mit auf den Yogaweg geben magst?

Ein wichtiger Leitsatz ist für mich Patañjalis Sutra 1.15: »Wenn der Durst sowohl nach bekannten Objekten als auch nach Objekten, von denen wir nur gehört haben, versiegt, bleibt das Bewusstsein im Gleichgewicht, und Gleichmut entsteht.« Dazu mein Kommentar: Gleichmut entsteht, wenn die Ausrichtung der Gefühle und Gedanken standhaft bleibt, unabhängig davon, was wir augenblicklich meinen oder was uns andere sagen.
Wandel ist eine Wahrheit, ist eine Tatsache! Natürlich ist Wandel für uns schmerzhaft, aber der Wandel betrifft dich oft, und zwar umso mehr, je mehr du äußerlich schaust. Wenn du hingegen tiefer schaust, erscheint der Wandel geringer. So ist der Wandel äußerlich groß; wenn du ein bisschen tiefer schaust, ist der Wandel weniger, und wenn du ganz tief schaust, dann gibt es fast gar keinen Wandel.
Wenn dir also Wandel sehr viel ausmacht, dann schaust du vermutlich zu oberflächlich. Wandel ist schmerzhaft, aber es ist eine Realität, mit der wir konfrontiert sind. Lernen wir also, in die Tiefe zu schauen, wenn Wandel uns wehtut. Indem wir tiefer schauen, können wir auch viel mehr Glück empfinden. Das erscheint mir auch aus der Sicht des Yoga als eine sehr wichtige und zentrale Idee.
Und was mir noch am Herzen liegt, denn das ist ein ganz wichtiger Leitsatz im Leben: Unterdrücke nie deinen Atem! Bleib bei deinem Atem!

Ausgewählte Übungen

Diese Übungsabfolge stellt ein kleines, in sich abgeschlossenes Programm dar. Sie entspricht einem für diese Yogatradition typischen Muster (Vinyasa Krama): Vorbereitende Bewegungen führen zu einem oder mehreren Asanas hin – Ziel-Asanas sind hier »Held und Vorbeuge im Wechsel« (Seite 86). Nach diesen Asanas folgt nochmals ein Bewegungsablauf, um eine eventuelle Überforderung der Muskulatur auszugleichen.

Ablauf Kniestand – Kind – Katze – Hund

Wenn Sie empfindliche Knie haben, legen Sie ein flaches Kissen, ein Schaumstoffpolster oder eine Decke unter die Knie.
Beginnen Sie immer erst mit der Atmung, dann mit der Bewegung.

- Kommen Sie in den Kniestand. Halten Sie die Knie hüftgelenkbreit voneinander entfernt. Die Arme sind neben dem Körper. Konzentrieren Sie sich auf Ihren Atem. Atmen Sie ruhig aus, und beginnen Sie einzuatmen. *1*
- Heben Sie einatmend die Arme, und schauen Sie nach oben. *2* Beginnen Sie auszuatmen.
- Lassen Sie ausatmend Ihr Becken zu den Fersen sinken. Legen Sie Hände und Arme am Boden ab, und lassen Sie die Stirn zum Boden sinken (Kindhaltung). *3* Beginnen Sie einzuatmen.
- Verlagern Sie Ihr Gewicht nach vorn, und kommen Sie einatmend hoch in den Vierfüßlerstand. *4* Beginnen Sie auszuatmen.
- Schieben Sie ausatmend Ihr Becken weit nach oben und hinten, und kommen Sie in die Haltung des Hundes. Senken Sie den Kopf, vertiefen Sie die Ausatmung. *5* Beginnen Sie einzuatmen.
- Verlagern Sie Ihr Gewicht nach vorn, und kommen Sie einatmend in den Vierfüßlerstand. *4* Beginnen Sie auszuatmen.
- Lassen Sie das Gesäß zu den Fersen sinken, kommen Sie ausatmend zurück in die Kindhaltung. *3* Beginnen Sie einzuatmen.

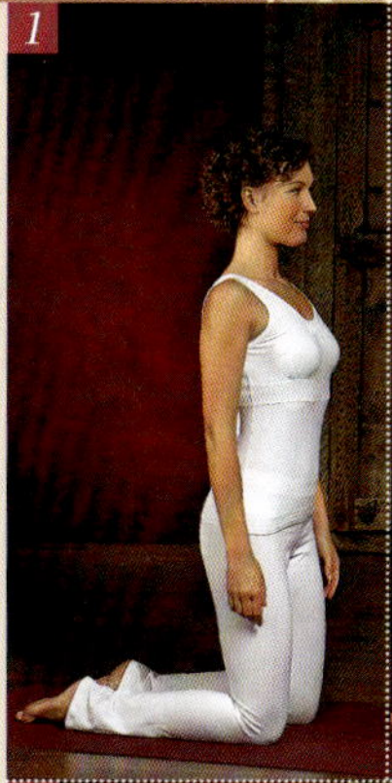
1

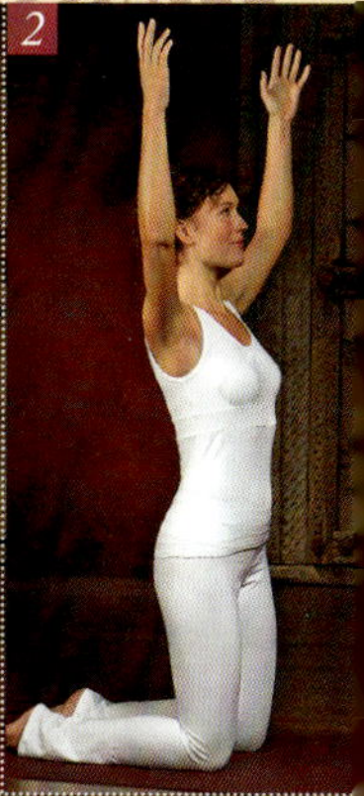
2

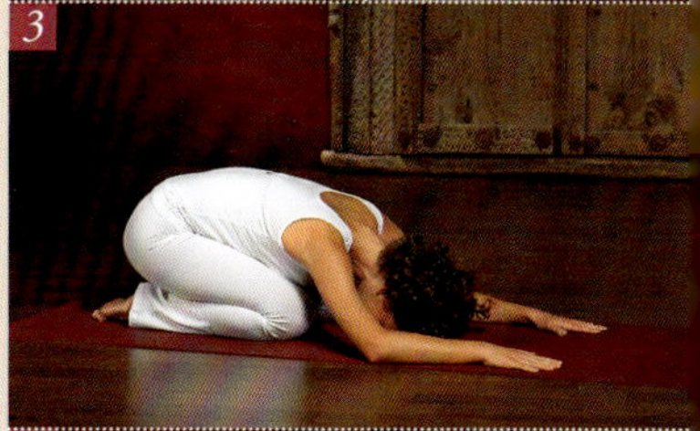
3

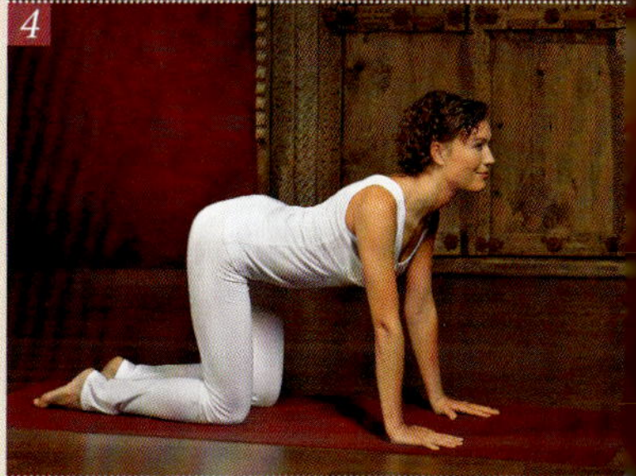
4

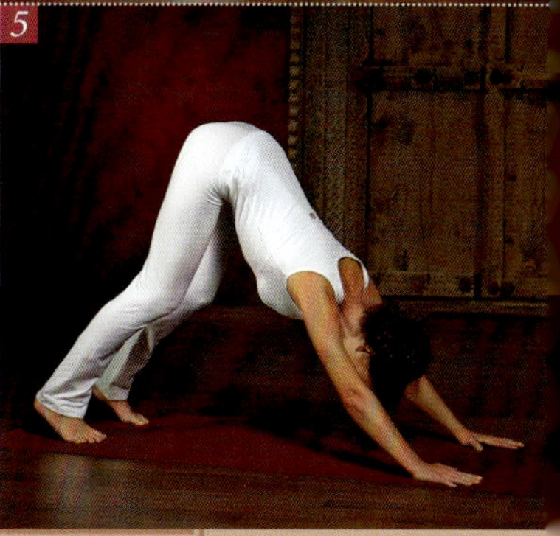
5

WIRKUNG DER ÜBUNGSFOLGE

- *Mobilisiert die Wirbelsäule, den Schultergürtel und den Brustkorb.*
- *Vertieft und verlängert die Atmung, fördert die Atemachtsamkeit.*
- *Sammelt und beruhigt den Geist.*

Üben Sie vorsichtig

… bei Rückenproblemen: Bewegen Sie sich langsam und achtsam! Führen Sie die Arme seitlich nach unten und oben – das belastet den Rücken weniger.

… bei chronischem Schulter-Arm-Syndrom: Heben Sie die Arme nur so weit, wie es Ihnen angenehm ist, also eventuell nur bis in Schulterhöhe.

Bei akutem Schulter-Arm-Syndrom, akuten Rückenbeschwerden und Entzündungen im Bauchraum üben Sie diese Übungsfolge bitte nicht!

- Verlagern Sie das Gewicht nach hinten, und richten Sie sich einatmend auf in den Kniestand. Heben Sie die Arme und den Blick. Beginnen Sie auszuatmen.
- Lassen Sie ausatmend die Arme und den Blick sinken.
- Wiederholen Sie diesen Bewegungsablauf bis zu 8-mal.

Held und Vorbeuge im Wechsel

- Nehmen Sie eine Schrittstellung ein. Der Abstand zwischen den Füßen ist so groß, wie Ihre Beine lang sind. Der hintere Fuß ist etwas nach außen gerichtet, Ferse und Fußaußenkante sind fest am Boden. Das hintere Bein ist gestreckt, während das vordere Knie etwas nachgeben kann. Die Arme sind neben dem Körper. Atmen Sie aus. *1*
- Führen Sie einatmend Ihre Arme über die Seiten oder über vorn nach oben, und heben Sie den Blick. Entspannen Sie Ihre Schultern, und werden Sie weit im Brustraum. *2* Das ist die Haltung des Helden.
- Neigen Sie sich ausatmend über das vordere Bein, und beugen Sie dabei das Knie etwas an. Lassen Sie das hintere Bein gestreckt. Am Ende der Ausatmung lassen Sie den Kopf sinken. Die Hände oder Fingerspitzen stehen neben den Füßen am Boden. *3* Beginnen Sie einzuatmen.
- Strecken Sie den Rücken, heben Sie den Kopf, und richten Sie sich einatmend langsam auf. Heben Sie die Arme und den Blick. *2*
- Wiederholen Sie dieses Vorbeugen und Wiederaufrichten 4-mal.
- Wechseln Sie anschließend die Schrittstellung, und üben Sie 4-mal zur anderen Seite.

1

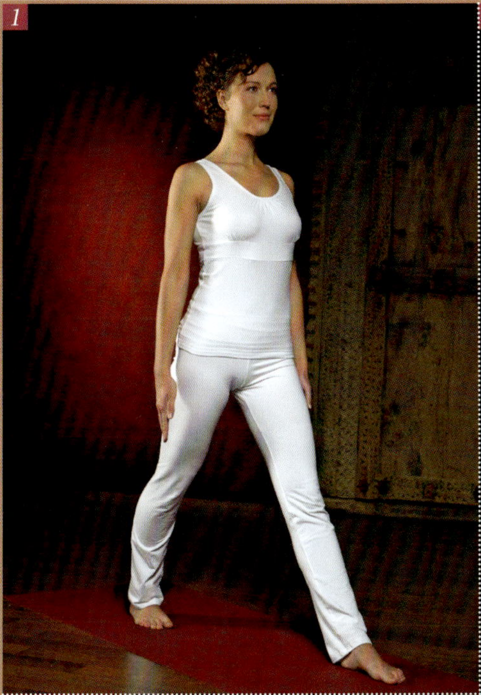

2

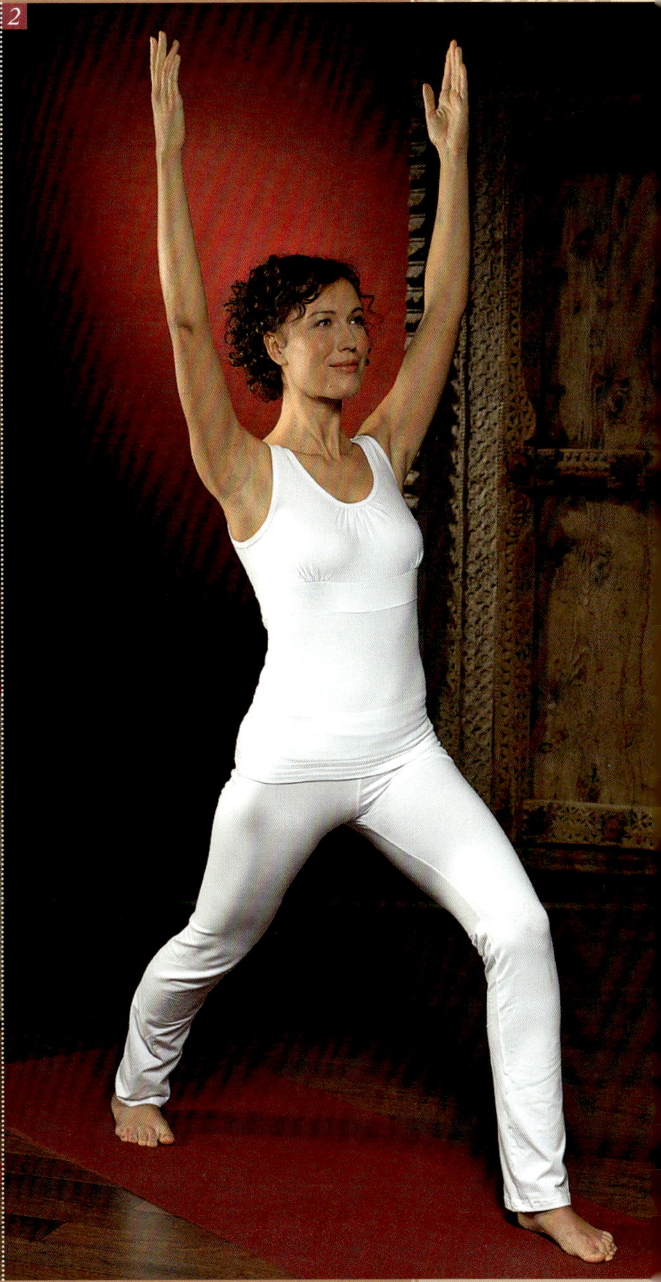

3

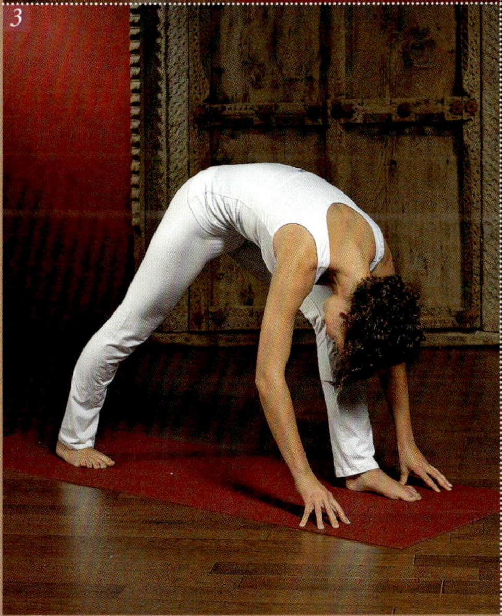

Ablauf Kniestand – Kind – Vierfüßlerstand

Beginnen Sie immer erst mit der Atmung, dann mit der Bewegung.

* Kommen Sie in den Kniestand, die Knie hüftgelenkbreit voneinander entfernt. Die Arme sind neben dem Körper. Konzentrieren Sie sich auf Ihren Atem. Atmen Sie ruhig aus, und beginnen Sie wieder einzuatmen.
* Heben Sie einatmend die Arme, und schauen Sie nach oben. *1* Beginnen Sie auszuatmen.
* Lassen Sie ausatmend Ihr Becken nach hinten und unten zu den Fersen sinken. Legen Sie Hände und Arme am Boden ab, und lassen Sie die Stirn möglichst bis zum Boden sinken (Kindhaltung). *2* Beginnen Sie einzuatmen.
* Verlagern Sie Ihr Gewicht nach vorn, und kommen Sie einatmend hoch in den Vierfüßlerstand. *3* Beginnen Sie auszuatmen.
* Lassen Sie das Gesäß zu den Fersen sinken, kommen Sie ausatmend zurück in die Kindhaltung. *2* Beginnen Sie einzuatmen.
* Verlagern Sie das Gewicht nach hinten, und richten Sie sich einatmend wieder auf in den Kniestand. *1* Heben Sie die Arme und den Blick. Beginnen Sie auszuatmen.
* Lassen Sie ausatmend die Arme und den Blick sinken.
* Wiederholen Sie diesen Bewegungsablauf 8-mal.

1

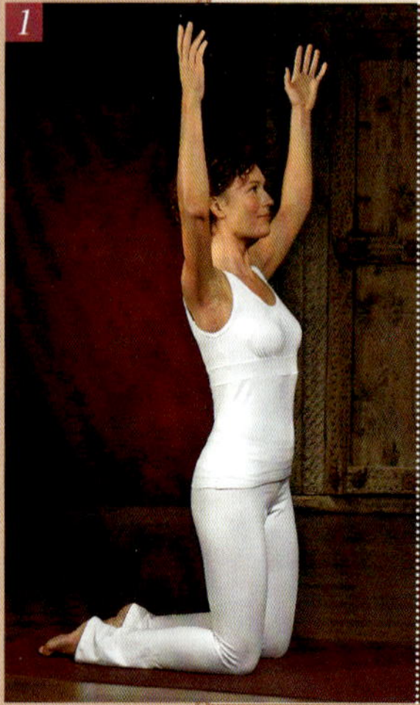

2

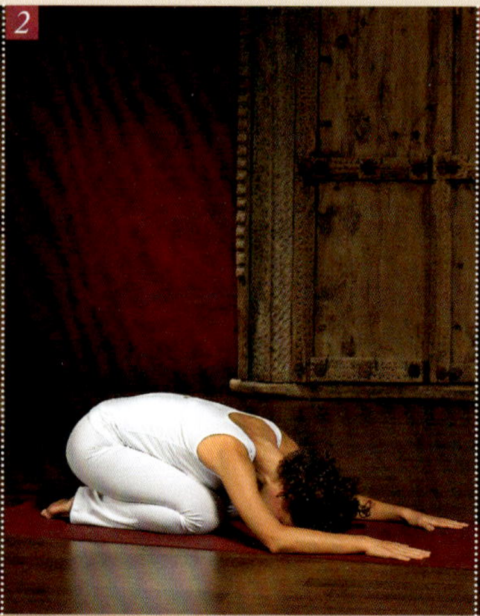

3

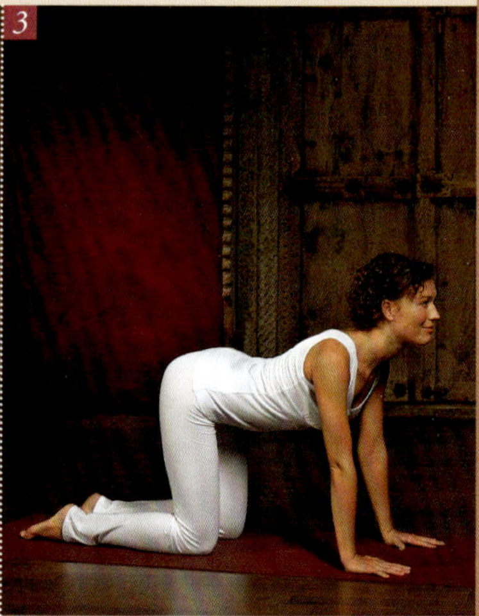

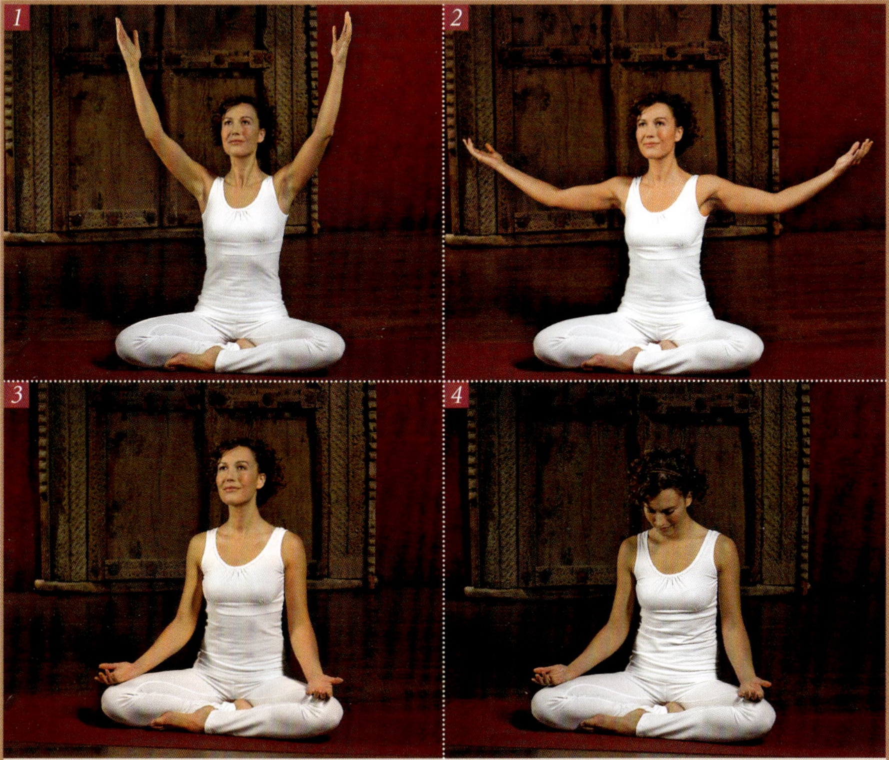

Die Ausatmung verlängern

In der folgenden Atemübung soll Ihr Ausatem ungefähr 3-mal so lang sein wie Ihr Einatem.

* Kommen Sie in eine bequeme und aufrechte Sitzhaltung Ihrer Wahl.
* Heben Sie einatmend beide Arme über die Seiten oder über vorn nach oben. Heben Sie das Kinn. *1*
* Lassen Sie mit dem ersten Drittel des Ausatems beide Arme zur Hälfte sinken. *2* Mit dem zweiten Drittel des Ausatems lassen Sie beide Arme ganz sinken. *3* Atmen Sie vollkommen aus, und senken Sie den Kopf. *4*
* Machen Sie eine kurze Pause in der Atemleere. Warten Sie, bis Ihr Einatem von allein kommt, und heben Sie dann einatmend die Arme und das Kinn. *1*
* Wiederholen Sie diesen Ablauf einige Male.

Buddhis-tischer Yoga

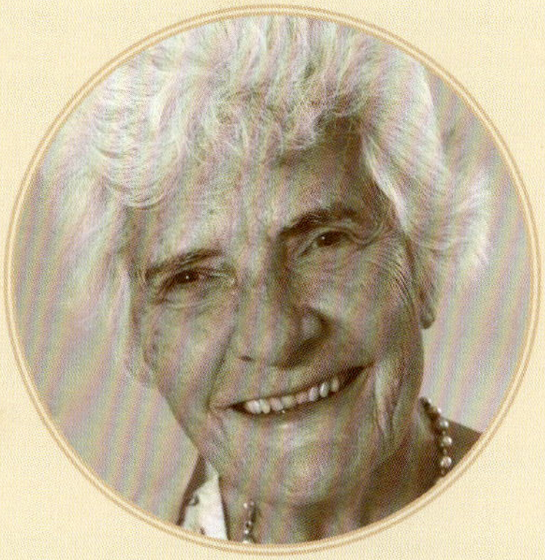

Ursula Lyon

Ursula Lyon begann bereits 1964, Yoga zu unterrichten, und war damit eine der Pionierinnen in Deutschland. Mit 50 Jahren entdeckte sie den Buddhismus – und inzwischen ist sie eine der bekanntesten Lehrerinnen für die Zusammenschau von Yoga und Buddhismus.

Die ersten Begegnungen mit den Lehren des Yoga hatte Ursula Lyon, als sie von 1952 bis 1964 mit ihrem Mann in Brasilien lebte. Die ausgebildete Krankenschwester und Physiotherapeutin suchte Bewegung, die nicht nur ihrem Körper guttat, sondern auch ihren Geist erfüllen sollte. »Ich suchte Freiheit«, sagt sie heute, »und fand den Yoga!« Anfang der 60er-Jahre war der Yoga in einigen Ländern Südamerikas bereits sehr populär, denn Indra Devi, die erste westliche Schülerin von Krishnamacharya (Seite 75), hatte eine Yogaschule in Buenos Aires eröffnet und gab den Frauen ein beeindruckendes Beispiel mit ihrer Anmut, ihrer Gesundheit und ihrer Alterslosigkeit. Ursula Lyon traf in São Paulo auf einen Schüler von Indra Devi und war so begeistert von den ganzheitlichen Wirkungen ihres Übens, dass sie seitdem dem Yoga verbunden ist. Als sie – wieder zurück in Deutschland – 1964 versuchte, an deutschen Volkshochschulen Yogakurse anzubieten, musste sie sich anhören, dass man kein Interesse an »so etwas Esoterischem« habe. Da sie auch in Autogenem Training ausgebildet war, nannte sie ihre Kurse einfach »Entspannungsgymnastik«. Was sie den Frauen, die zu ihr kamen, jedoch anbot, waren Yogaübungen. Ihre Teilnehmerinnen stellten schon bald fest, dass sich diese »Gymnastik« nicht nur positiv auf ihre Gesundheit auswirkte, sondern dass sie auch ruhiger und gelassener wurden. Erst durch diese Beobachtung an ihren Teilnehmerinnen wurde Ursula Lyon so richtig klar: »Yoga kann mehr!« Das motivierte sie, so ziemlich alles, was damals an Aus- und Fortbildungen zum Thema Yoga angeboten wurde, zu besuchen. Aus der Vielfalt an Begegnungen mit Yogapersönlichkeiten und Yogastilen entstand, wie sie selbst betont, ihre Offenheit und Toleranz gegenüber den vielfältigen Ausdrucksformen des Yoga, die sie bis heute auszeichnet. Und sie wusste, dass den Körper- und Atemübungen etwas fehlte. Es war die Meditation, die aber zu dieser Zeit in Deutschland noch fast gar nicht gelehrt wurde. Erst viele Jahre später fand Ursula Lyon zu den Meditationsformen des Buddhismus und begann, mit derselben Offenheit und Begeisterung, die sie schon für den Yoga gezeigt hatte, nun die verschiedenen Richtungen der buddhistischen Lehre zu studieren.

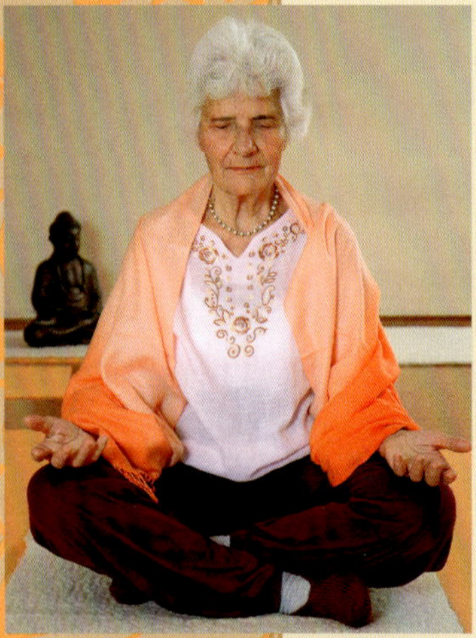

Eine regelmäßige Meditationspraxis ist ein unverzichtbarer Bestandteil von Ursulas Lyons Leben.

Yoga und Meditation verbinden

In langen Meditationsseminaren – wie einem dreimonatigen Vipassana-Retreat *(retreat* = Rückzug) auf Sri Lanka – wurde ihr klar, dass westliche Menschen unbedingt Körperübungen zum Ausgleich für das stundenlange Sitzen brauchen. So begann sie später, im buddhistischen Zentrum in Wien Yoga anzubieten, und ließ Methoden des Vipassana mit in ihren Yogaunterricht einfließen. Diese damals bei uns noch vollkommen ungewöhnliche Verbindung von Yoga und Meditation wurde sowohl von ihren Yogakolleg(inn)en als auch von den Verantwortlichen der buddhistischen Verbände mit großer Skepsis beobachtet. Dass Ursula Lyon sich davon nicht beirren ließ, ist sicher einer der Gründe dafür, dass wir im deutschsprachigen Raum heute Yoga und Meditation als gleichwertige Glieder des einen Übungsweges ansehen.

VIPASSANA *ist eine der ältesten Meditationstechniken Indiens und bedeutet so viel wie »Die Dinge sehen, wie sie wirklich sind«. Vipassana wurde in Indien vor 2500 Jahren von Gautama, dem Buddha, wiederentdeckt und von ihm als ein universelles Heilmittel gegen Krankheiten und als eine Kunst zu leben gelehrt.*

Der Fokus dieses Yogawegs

⁕ Die Körper- und Atemübungen des Yoga werden wirksamer, weil sich die Wahrnehmung durch die Meditation verfeinert. Das hilft, zu sich selbst zu finden und sich intensiv in der eigenen Lebendigkeit zu erfahren.

⁕ Das Geistestraining des Yoga und des Buddhismus hilft den Menschen, sich selbst zu verstehen.

⁕ Aus dem Selbst-Verständnis heraus entsteht die Empfindung für den eigenen Wert und die Sinnhaftigkeit des eigenen Lebens.

⁕ Die Naturgesetze zu erkennen und zu akzeptieren, vor allem dass Wandel und Vergänglichkeit unvermeidlich sind, schenkt innere Freiheit.

⁕ Zu erkennen und zu akzeptieren, dass das Ich substanzlos ist – dass es sich im Laufe des Lebens im Denken, Fühlen, Handeln und in seiner Erscheinung unablässig wandelt, dass es vergeht und sich neu erschafft –, kann die Leid erschaffenden Anhaftungen an das Ego (Seite 61) lösen.

Was dies für das tägliche Leben bedeutet

⁕ Die Yogaübungspraxis in Verbindung mit dem intensiven Geistestraining der Achtsamkeitsmeditation führt zu einer Verankerung im Hier und Jetzt.

⁕ Die Verbindung von Körper und Atem, Geistesschulung und dem Lösen gestauter Gefühlskräfte führt zu einer ganzheitlichen Gesundung.

⁕ Die Erarbeitung der Fünf heilsamen geistigen Kräfte – Vertrauen, Willenskraft, Einsicht, Ruhe und Achtsamkeit – hilft, Selbstwert zu entwickeln und eine ausgeglichene Persönlichkeit zu werden, die den Ereignissen des Lebens mit Gelassenheit zu begegnen vermag.

⁕ Die Entwicklung der Vier Herzqualitäten – Güte, Mitgefühl, Mitfreude und Geduld (auch Fehler-Freundlichkeit) – entspannt einen selbst und die Menschen, die einen umgeben.

Fragen an Ursula Lyon

Wir gehen den Yogaweg schon 25 Jahre zusammen. Dabei war mir Ursula mit ihrer Ruhe und Weisheit eine verlässliche Begleiterin – durch manches Tal hindurch und auch wieder hinaus.

ANNA TRÖKES: Wie hast du zum Yoga gefunden?

URSULA LYON: Die ersten Yogastunden bekam ich in São Paulo von einem Schüler Indra Devis. Was ich durch den Yoga erfuhr, begeisterte mich so, dass ich fortan übte. Ich begann also mit der Körperarbeit, denn ich brauchte Bewegung. Gleichzeitig merkte ich aber, dass der Yoga mit der Philosophie noch viel mehr zu bieten hatte. Als ich ab 1964 wieder in Deutschland lebte, besuchte ich deswegen viele Yogafortbildungen und -kongresse, denn mich interessierte die Vielfalt der Yogatraditionen und -stile. Offenheit und Toleranz sind mir in dieser Hinsicht sehr wichtig. Gleichzeitig begann ich auch, die wichtigen Yogatexte zu studieren, vor allem die Lehrschriften von Vivekananda und Patañjalis Yoga-Sutra. Dadurch hatte ich das Gefühl, das Herz des Yoga gefunden zu haben.

Du bist dem Buddhismus sehr innig verbunden. Warum wurde gerade diese Weltsicht so wichtig für dich?

Zu dieser Zeit merkte ich, dass meiner Praxis etwas fehlte: die Meditation. Sie wurde damals nur wenig gelehrt, und so passte es gut, dass mein Mann mich fragte, ob ich ihn zu einem Meditations-Schweige-Retreat begleiten wolle.
Anfangs hatte ich große Schwierigkeiten, mich mit der Form eines solchen Retreats anzufreunden. Aber dann merkte ich, dass durch Meditieren das Gefühl ent-

VIVEKANANDA *(1863–1902) war ein hinduistischer Mönch und Gelehrter. Er ist der erste Hindu, der Ende des 19. Jh. auf dem Weltparlament der Religionen in Chicago die Gedankenwelt des Yoga im Westen vorstellte. Seine Bücher »Jñana-Yoga«, »Raja-Yoga«, »Bhakti-Yoga« und »Karma-Yoga« sind Klassiker der Yogaliteratur.*

»Wenn man Werte hat, die man hoch schätzt und die man selbst übt, dann entsteht dadurch auch ein Gefühl der Wertschätzung sich selbst gegenüber. Das gilt ganz besonders für das Einüben von Maitri – der Güte. Wenn wir sie einüben, werden wir sie eines Tages auch uns selber schenken können.«

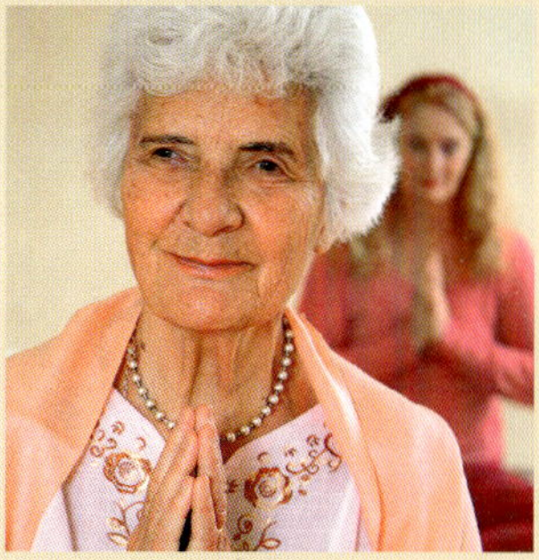

Ursula Lyon

stand, von jeglichen Problemen befreit zu werden. Und ich lernte, was es heißt, im Hier und Jetzt zu leben.

In den folgenden Jahren habe ich sehr viel meditiert. Ich reiste sogar nach Sri Lanka und ging für drei Monate in ein Kloster, um die Vipassana-Meditation noch gründlicher zu lernen. Anschließend sagte der Abt, der Ehrenwerte Pemasiri Thera, es sei nun für mich an der Zeit, das Wissen weiterzugeben. So begann ich, auch Meditation zu unterrichten. Dass aber neben dem Yoga in meinem Unterricht nun die Meditation überwiegt, hat damit zu tun, dass ich Ayya Khema (Seite 96) traf und ihre Schülerin wurde. Von ihr lernte ich, meinen Schülern zu helfen und sie zu geleiten, und was es heißt, die Lehren der Meditation auf mein tägliches Leben zu übertragen. Ich durfte Ayya Khema als Schülerin für 12 Jahre bis zu ihrem Tod 1997 begleiten und wurde von ihr zur Weitergabe der Lehren autorisiert.

Warum ist deiner Einschätzung nach der Yoga ein Schatz für die Menschheit?

Der Yoga ist ein Schatz für die Menschheit, weil er die yogische Lebensführung, zu der auch die Körperarbeit gehört, mit der Meditation verbindet. Der Buddhismus gibt uns dazu die strukturierten Übungswege und eine lebensnahe Ethik. All das zusammen zeigt uns, wie wir wieder zu uns kommen können. Die Menschen sehnen sich danach, zu sich zu kommen und die Welt zu verstehen.

Die Werte der heutigen Gesellschaft fördern gerade das Gegenteil. Die Schnelllebigkeit, das Haben-Wollen lassen uns ein Leben führen, das fremdbestimmt und sinnlos ist. Die Menschen klagen über einen Mangel an Selbstwert, ja sie empfinden häufig genug sogar ihr Leben als wertlos.

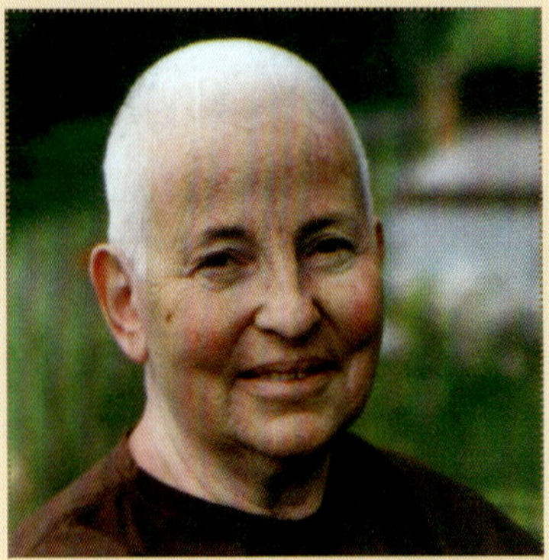

AYYA KHEMA *(1923–1997) war eine buddhistische Nonne in der Theravada-Tradition. Die gebürtige Deutsche machte die Vipassana-Meditation in der westlichen Welt bekannt. Ihr wurde die Fähigkeit nachgesagt, die Lehre des Buddha in klaren und einfachen Worten zu vermitteln und so die Herzen der Menschen im Innersten zu berühren.*

Ihr Leid entspringt aus einem Zustand der »Nicht-Erfülltheit« und aus der Annahme, dass sie draußen in der Welt Erfüllung finden könnten. Aber die Lösung all meiner Probleme kann ich nur in mir finden!
»Was du suchst, ist in dir! Du siehst es nur nicht – und klopfst wie ein Bettler an fremde Türen.« Das hat Ernst Schönwiese gesagt, ein österreichischer Schriftsteller.
Yoga und Meditation sind ein Schatz für die Menschheit, weil sie uns helfen, die Naturgesetze zu verstehen. Wenn ich sie verstehen lerne, kann ich mich selbst, meine Mitmenschen und die Welt verstehen. Das, was uns Leid erschafft – Krankheit, Alter und Vergänglichkeit –, beruht ja auf Naturgesetzen. Denn alles, was erschaffen – und damit zusammengesetzt – ist, ist vergänglich und wird wieder in seine Einzelteile zerfallen. Yoga und Meditation helfen uns, mit den Naturgesetzen zu arbeiten und zu leben – und nicht gegen sie! Weil sie uns helfen, das, was ist (die Phänomene), zu durchschauen, unterstützen sie uns darin, uns von unserer Gebundenheit an Angst, Schuld und Unglück zu lösen und unbeschwert und frei zu werden.
Ich kann zum Beispiel erkennen lernen, dass das, was ich als mein »Ich« erachtete, eigentlich substanzlos ist. Ich bin ja nicht etwas Festes oder Einheitliches, denn ich bin nicht mein Körper, bin nicht meine Gedanken und auch nicht meine Gefühle. Diese ändern sich doch unaufhörlich, sodass sich unser Ich eher wie ein Flüssigkristall ständig neu zu formen scheint. Erst wenn ich die Flüchtigkeit und Substanzlosigkeit dessen erkenne, was ich als mein »Ich« erachte, kann ich wirklich zu mir kommen. Und dann kann ich mir immer wieder – nach jeder Yogaübung – sagen: »Ich bin bei mir! Meine Heimat ist in mir!«

Was ist das Herzstück deiner eigenen Übungspraxis?

In den 45 Jahren, in denen ich nun schon Yoga übe, hat sich meine Praxis immer wieder verändert und meinen Bedürfnissen angepasst. Ich bin nun 81 Jahre alt, und da brauche ich selbstverständlich etwas anderes als

DIE RISHIKESH-REIHE *ist eine Abfolge von 12 Asanas (Yogastellungen), die nacheinander in einer bestimmten Reihenfolge geübt werden. Sie wurde nach ihrem Entstehungsort benannt, dem Sivananda-Ashram in Rishikesh in Südindien, wo sie von Swami Sivananda entwickelt wurde.*

mit 40 Jahren, als ich noch fleißig die Rishikesh-Reihe (siehe Kasten) oder Sonnengrüße übte. Jetzt mache ich jeden Morgen zuerst lockere Atemübungen, um die Müdigkeit abzuwerfen. Und dann eine Reihe von Dehnübungen, die auch eine symbolische Aussage haben, zum Beispiel der Wechsel zwischen den Polaritäten links und rechts wie beim »Mondgruß« oder die Erfahrung des Hier und Jetzt, wenn ich im »Held« (Virabhadrasana I, Seite 87) stehe. Diese Haltung mag ich sehr gerne, denn ich kann in ihr die Kräfte der Erde, der Muskeln, des Atems und des Bewusstseins »zusammenbinden«. Wenn ich in dieser Haltung die Arme hebe, erbitte ich immer den Segen des Himmels. Ich leite ihn dann in mein Herz, denn meine Aufgaben im Leben kann ich nur annehmen mit dem Segen des Himmels.

Das wahre Herzstück meiner Übungspraxis ist aber natürlich die Meditation, denn ich finde dort Freundlichkeit, Ruhe und alles, was mich beglückt und über das Materielle hinaushebt. Meditation hilft mir, mich in Beziehung zu meinen inneren Werten zu setzen – mit meiner Buddha-Natur, mit dem Göttlichen in mir, mit meiner wahren Natur. Das ist ein Veredelungsprozess, der aber nicht dem Ego dient, sondern vielmehr das Selbst erblühen lässt.

Was ist das Herzstück deiner Yogalehre?

Ich möchte die Menschen gerne zu einer ganzheitlichen Gesundung führen. Für ihre körperliche Gesundung unterrichte ich Hatha-Yoga und Atemübungen, für ihre seelische Gesundung Meditation. Außerdem versuche ich ihnen die Aussagen der spirituellen Lehren nahezubringen, indem ich sie in Gedichte oder in Symbole verkleide.

Da so viele Menschen an einem Mangel an Selbstwertgefühl leiden, scheint es mir wesentlich, sie alles das zu lehren, was sie ihren Selbstwert wiederfinden lässt. Dazu gehören zum Beispiel die Fünf geistigen Kräfte, die wir bei Patañjali ebenso wie im Buddhismus finden, und zwar: Vertrauen, Willenskraft, Einsicht bzw. Wissen, Ruhe und Achtsamkeit.

Sie alle sind, wenn man sie gewissermaßen »nach innen übt«, heilsame Kräfte, die uns helfen, eine ausgeglichene Persönlichkeit zu entwickeln. Ich bringe diese Qualitäten immer in Verbindung mit der Übungspraxis, sodass man sich in den Asanas oder Übungsreihen ganz bewusst zum Beispiel auf Vertrauen, Achtsamkeit oder Willenskraft ausrichtet.

»In Wirklichkeit bestehen wir alle aus denselben Bestandteilen in Körper und Geist. Es gibt überhaupt keinen Unterschied zwischen uns.«

Ayya Khema

Zudem versuche ich, meine Teilnehmer/-innen zu unterstützen, sich selbst Anerkennung und Wertschätzung zu geben für das, was sie tun – etwa zur Yogastunde zu kommen oder eigenständig zu Hause zu üben.

Das Wichtigste, was ich ihnen aber beibringen kann, um ihren Selbstwert zu stärken, ist Maitri – die Herzensgüte. Dazu kommen noch Karuna, das Mitgefühl, Mudita, die Mitfreude, und Upeksha, der edle Gleichmut. Maitri wird im Buddhismus auch »herzerlösende Güte« genannt, denn normalerweise ist unser Herz gefangen in Angst, in Abwehr, in Gier und in all den Mustern, die uns geprägt haben. Die Güte ist »herzerlösend« und befreiend. Das Lehren der Meditation und all der spirituellen Dinge bedeutet für mich, dass man ganz bodenständig wird. Es soll keinesfalls dazu führen, dass man abhebt und schwebt, sondern dass man vielmehr den Himmel in sich hineinholt.

Hast du ein Motto, das du vermitteln möchtest?

Es sind drei Aspekte. Der erste bezieht sich auf den Selbstwert und lautet: »Verliere dich nicht in der Welt, sondern komm immer wieder zu dir selbst zurück.«

Das andere ist ein buddhistischer Leitsatz: »Unheilsames lassen, Heilsames tun und das eigene Herz läutern.«

Das Dritte ist, sich immer wieder zu sagen oder zu denken: »Möge ich frei sein von Leid und Bedrückung, möge ich zufrieden und glücklich sein. Mögen alle Wesen frei sein von Leid und Bedrückung, mögen alle Wesen zufrieden und glücklich sein.« Jedes Mal wenn ich mich verneige, schwingt dieser Satz in mir mit: «Mögen alle Wesen glücklich sein!« Das ist mein Hauptleitsatz.

Ausgewählte Übungen

Der Mondgruß – Chandra Namaskar

Meditativ geübt, verbindet uns dieser Ablauf damit, dass – so wie der Mond zu- und abnimmt – auch unsere menschliche Entwicklung zu- und abnehmen kann. Wenn wir üben, nehmen die spirituellen Kräfte zu wie der Mond, wenn wir nicht üben, nehmen sie entsprechend (wieder) ab. Im Buddhismus gilt der volle Mond als Symbol der Erleuchtung.

- Kommen Sie in die Standhaltung. Halten Sie Ihre Füße ungefähr beckenbreit und parallel zueinander. Legen Sie Ihre Hände so auf Ihren Körper, dass Sie innerlich sagen können: »Ich bin bei mir.«
- Streben Sie über die Fingerspitzen nach unten, und atmen Sie tief aus. *1*
- Heben Sie einatmend die Arme über die Seiten, und entspannen Sie Ihre Schultern nach außen und unten. *2*
- Neigen Sie ausatmend Ihre Wirbelsäule in eine Seitbeuge nach links. *3*
- Finden Sie einatmend zur Mitte zurück.
- Neigen Sie ausatmend Ihre Wirbelsäule in eine Seitbeuge nach rechts. *4*

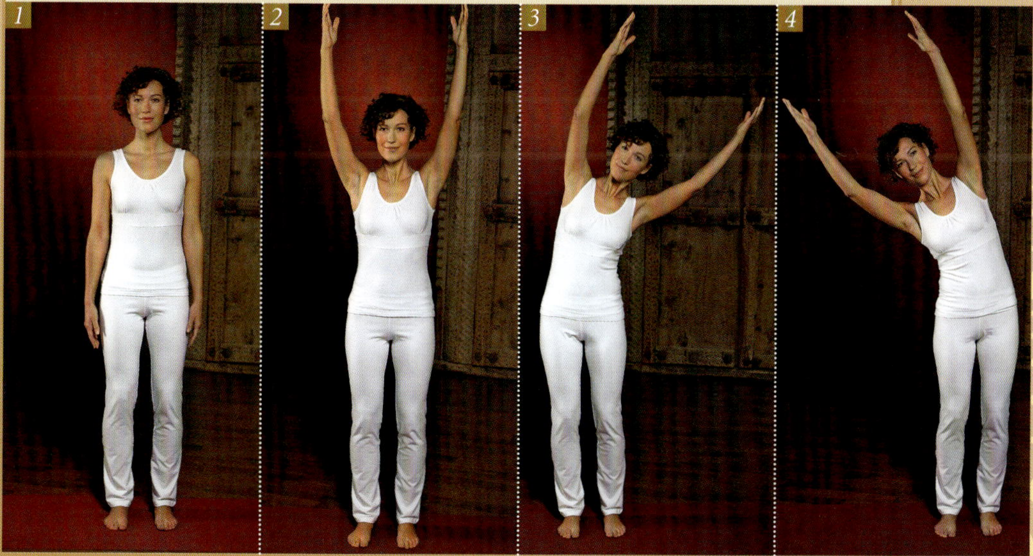

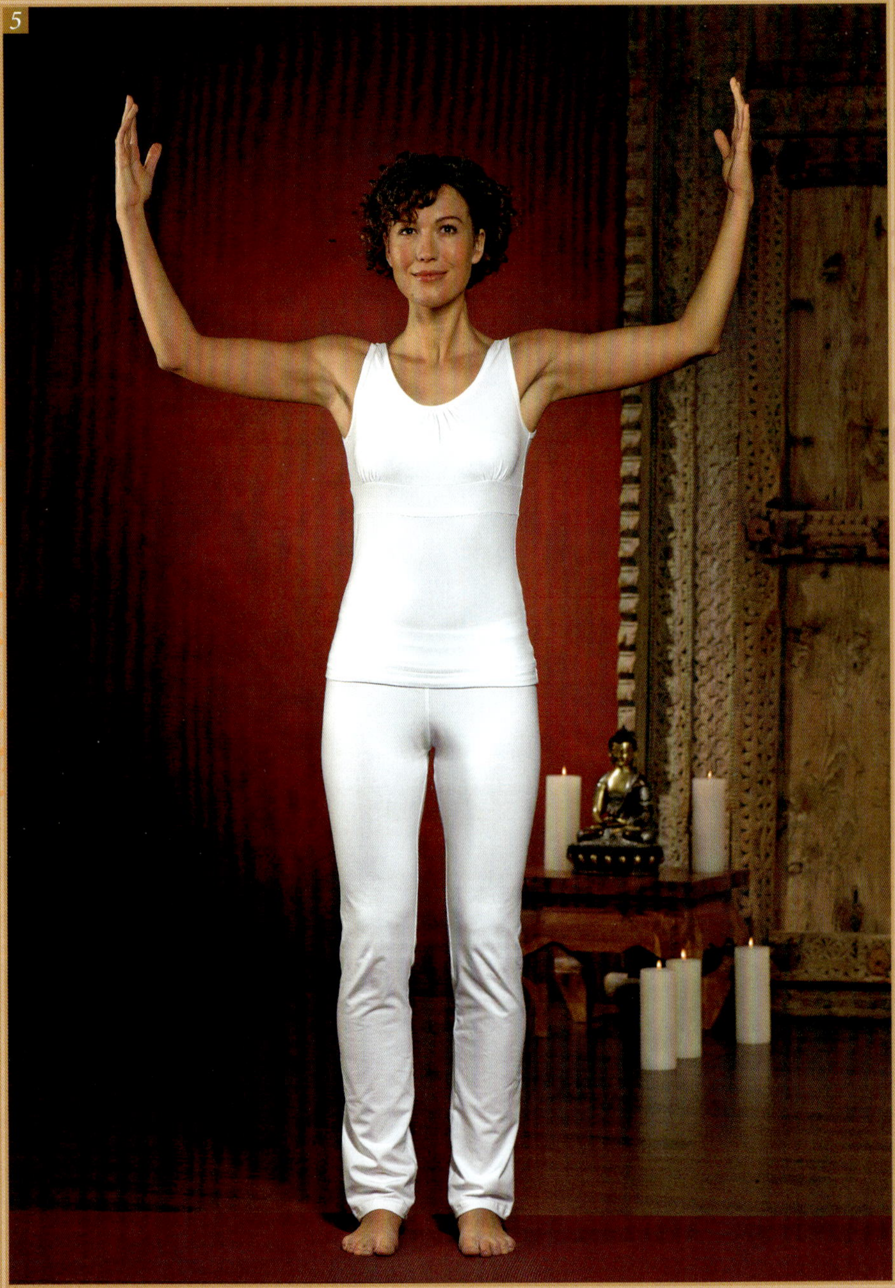
5

* Finden Sie einatmend zur Mitte zurück, und lassen Sie Ihre Arme in die Kerzenleuchterhaltung sinken. *5*
* Drehen Sie Ihre Wirbelsäule ausatmend nach links, und spüren Sie dabei beide Füße fest am Boden. *6*
* Finden Sie einatmend zur Mitte zurück. *7*
* Drehen Sie Ihre Wirbelsäule ausatmend nach rechts, wieder beide Füße fest am Boden. *8*
* Finden Sie einatmend zur Mitte zurück, und atmen Sie aus. *7*
* Heben Sie einatmend die Arme, und bringen Sie in der Atemfülle Ihre Wirbelsäule so weit wie möglich in die Rückbeuge. Richten Sie Ihr Becken auf, und spannen Sie Ihren Beckenboden leicht an. *9*

WIRKUNGEN

* *Bewegt rhythmisch und harmonisch die Wirbelsäule und den Brustkorb.*
* *Dehnt und kräftigt behutsam die Rumpfmuskulatur.*
* *Vertieft und intensiviert die Atmung.*
* *Gleicht Dysbalancen zwischen links/rechts, vorn/hinten, unten/oben aus.*
* *Regt das Strömen der Lebensenergie Prana an und wirkt ausgleichend auf die Verteilung des Prana im Körper.*
* *Sammelt und entspannt den Geist.*
* *Harmonisiert den Blutdruck.*
* *Eignet sich hervorragend als Kurzprogramm sowie vor oder nach einer längeren Meditation im Sitzen.*

6
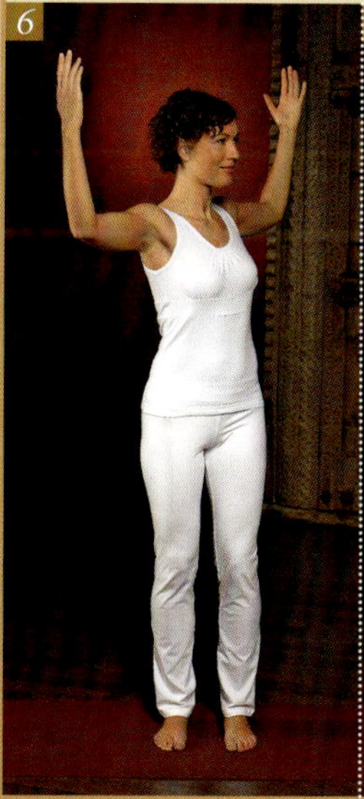
7
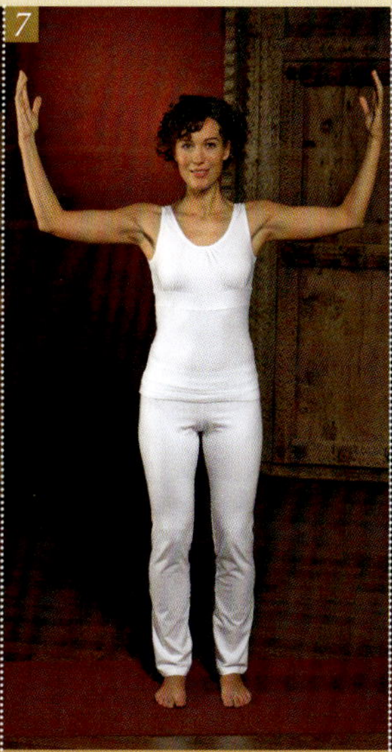
8
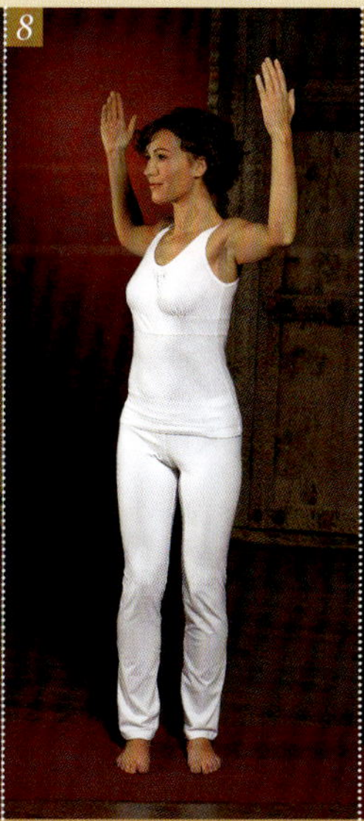
9
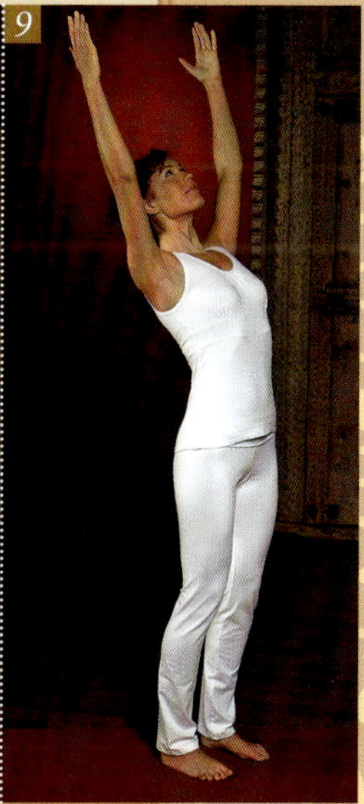

* Finden Sie ausatmend zur Mitte zurück. Lassen Sie – weiter ausatmend – Ihre Arme vorn am Körper entlang nach unten gleiten. Lassen Sie so Ihre Wirbelsäule in die Vorbeuge sinken. ***10***
* Beugen Sie die Beine an. Strecken Sie einatmend Ihre Wirbelsäule flach in die Länge, und breiten Sie Ihre Arme seitlich in Schulterhöhe aus. ***11***
* Lassen Sie sich nach unten, eventuell am Boden abgestützt, in die Hocke sinken, und ziehen Sie Ihre Wirbelsäule ausatmend ganz in sich zusammen. ***12*** Heben Sie eventuell die Fersen. Atmen Sie in Ihren runden Rücken hinein.

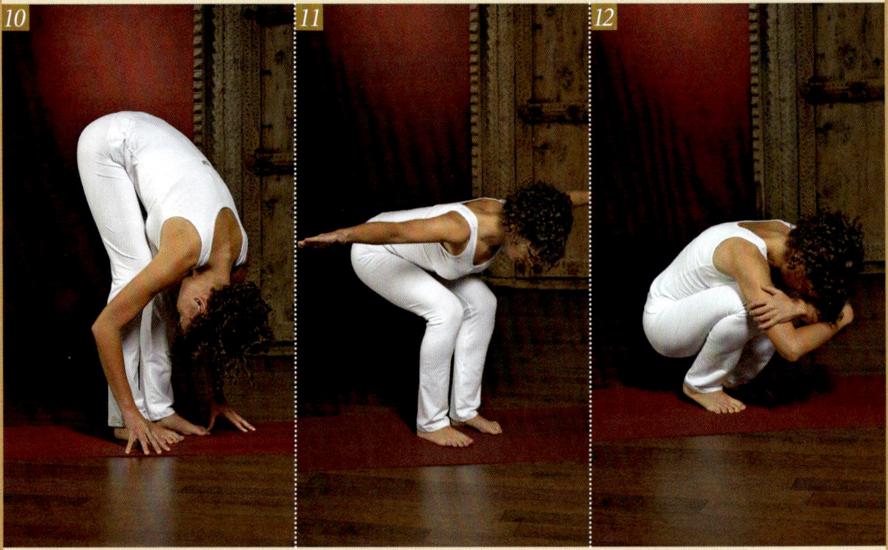

* Richten Sie sich einatmend aus der Kraft der Beine, eventuell abgestützt, mit geradem Rücken wieder auf, und heben Sie die Arme.
* Lassen Sie ausatmend die Arme über die Seiten sinken.
* Wiederholen Sie diesen Ablauf noch 5-mal. Bewegen Sie sich so, dass die Bewegung die Atmung unterstützt und die Atmung die Bewegung.
* Beim letzten Mal breiten Sie Ihre Arme weit aus, heben sie seitlich einatmend langsam bis über Ihren Kopf, indem Sie einen Vollmond formen. Oben legen Sie Ihre Handflächen zusammen und bringen die Hände dann mit einem lang tönenden »Om« zu Ihrem Herzen.

Üben Sie vorsichtig

... wenn Sie einen empfindlichen Rücken haben: Bewegen Sie sich sehr bewusst und achtsam.

Bei akuten Rücken- und Ischiasbeschwerden sowie akuten Entzündungen im Bauchraum üben Sie den Bewegungsablauf bitte nicht.

Der Wechselatem – Nadi Shodhana

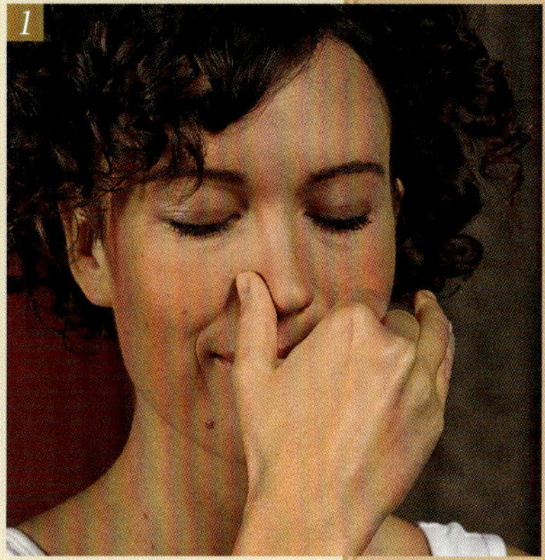
1

- Kommen Sie in einen aufrechten und bequemen Sitz.
- Beugen Sie den Zeige- und Mittelfinger Ihrer rechten Hand zur Handfläche, und strecken Sie den Ringfinger und den kleinen Finger aus.
- Lauschen Sie zuerst während einiger Atemzüge dem ruhigen Kommen und Gehen Ihres Atems über beide Nasengänge.
- Um die Übung zu beginnen, atmen Sie über beide Nasengänge ein.
- Verschließen Sie mit dem Daumen das rechte Nasenloch, und zwar direkt unterhalb der knöchernen Nase, wo der Nasenknorpel beginnt. *1*
- Achten Sie beim Verschließen der Nase darauf, dass Ihr rechter Arm nicht am Brustkorb anliegt und dass der Kopf nicht sinkt.
- Atmen Sie langsam über links aus und wieder ein. Bleiben Sie eventuell in einer kleinen Pause in der Atemfülle.
- Schließen Sie das linke Nasenloch mit dem Ringfinger. Atmen Sie langsam über rechts aus und wieder ein. Bleiben Sie eventuell in einer kleinen Pause in der Atemfülle.
- Schließen Sie das rechte Nasenloch mit dem Daumen, und atmen Sie langsam und ruhig über das linke aus.
- Verweilen Sie einen Augenblick in der Stille der Atemleere. Atmen Sie über links ein. Halten Sie eventuell einen Moment in der Atemfülle inne.
- Atmen Sie langsam über rechts aus.
- Fahren Sie damit in Ihrem Atemrhythmus fort.

* Sobald Sie die Technik beherrschen, konzentrieren Sie sich auf eine Ihrer typischen Polaritäten, zum Beispiel Nervosität.
* Atmen Sie rechts die Unruhe und Nervosität ein, und lassen Sie sie nach links in die Ruhe und Entspanntheit fließen.
* Atmen Sie dann links Ruhe und Entspanntheit ein, und lassen Sie sie nach rechts in die Nervosität und Unruhe strömen.
* Bleiben Sie bei einem polaren Gegensatzpaar, und wählen Sie immer das, welches Ihnen momentan besonders viel Unbehagen bereitet.
* Fahren Sie damit fort, bis Sie merken, dass Ihr rechter Arm und/oder Ihre Aufmerksamkeit ermüden, mindestens aber 3 Minuten.
* Atmen Sie zum Schluss über links ein und über beide Nasengänge aus. Verweilen Sie noch eine Zeit lang in einer entspannten Wahrnehmung Ihres Geistes- und Gemütszustandes, der sich durch dieses Üben einzustellen beginnt.

Variante: Wechselatem in der Vorstellung

Wenn Sie den Wechselatem zur Vorbereitung auf Ihre Meditation machen wollen, gehen Sie folgendermaßen vor:

* Sie üben wie oben angegeben, bis Sie diese Technik beherrschen.
* Dann legen Sie Ihre rechte Hand entspannt im Schoß oder auf Ihrem Bein ab.
* Ohne die Nase zu verschließen, atmen Sie langsam in Ihrer Vorstellung rechts aus und rechts wieder ein, dann links aus und links wieder ein.
* Fahren Sie in dieser Weise im Geiste fort. Durch Ihr achtsames Bewusstsein spüren Sie, in welchem Nasengang das Ein- und Ausatmen gerade geschieht. Sie werden durch den anderen Nasengang, der ja auch offen ist, etwas mitatmen, aber das spielt keine Rolle.

WIRKUNGEN

* *Vertieft und intensiviert die Atmung.*
* *Gleicht Dysbalancen zwischen links und rechts aus.*
* *Regt das Strömen der Lebensenergie Prana an und wirkt ausgleichend auf die Verteilung des Prana im Körper.*
* *Sammelt und entspannt den Geist.*
* *Harmonisiert den Blutdruck.*
* *Hilft langfristig bei Heuschnupfen.*
* *Leitet die Meditation ein durch Konzentration und Zulassen.*

Variante: Wechselatem in U-Form

Sie können diese Atem- und Bewusstseinsform noch ganzheitlich erweitern, indem Sie sich den Atemstrom wie ein umgekehrtes U vorstellen: von einem Nasenloch nach oben im Bogen durch den Kopf und hinunter durch den anderen Nasengang zum Nasenloch.

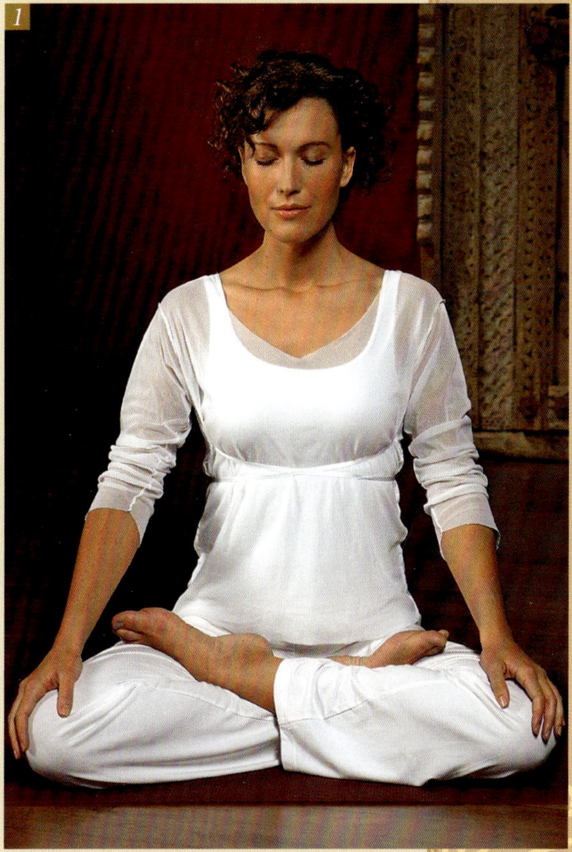

- Sie atmen links über den Bogen ein und rechts aus.
- Vom rechten Nasenloch lassen Sie den Atemstrahl bis zu Ihrer Körperbasis (Becken) abwärtsgehen.
- Einatmend holen Sie den Atemstrahl von der Basis hinauf in Ihren rechten Nasengang, führen ihn zur linken Seite hinüber und dort ausatmend wieder hinunter bis zur Basis. Im Geiste stellen Sie sich ein umgekehrtes U mit langen Schenkeln vor.
- Üben Sie diese Atemform so lange, bis sich Ihr Körper und Ihr Geist nach Ruhe und Mitte sehnen. Dies ist das Zeichen dafür, dass der Atem ohne weiteres Lenken zur Mitte findet.
- Lassen Sie sich meditativ in die Ruhe ein.

Üben Sie vorsichtig

… wenn Sie eine empfindliche Nase haben oder wenn Ihre Nase schnell verklebt: Üben Sie dann im Geiste die Wechselatmung, ohne konkret die Nasenlöcher zu verschließen.

Bei akuten Atemwegserkrankungen üben Sie bitte keine Wechselatmung.

TriYoga Flows

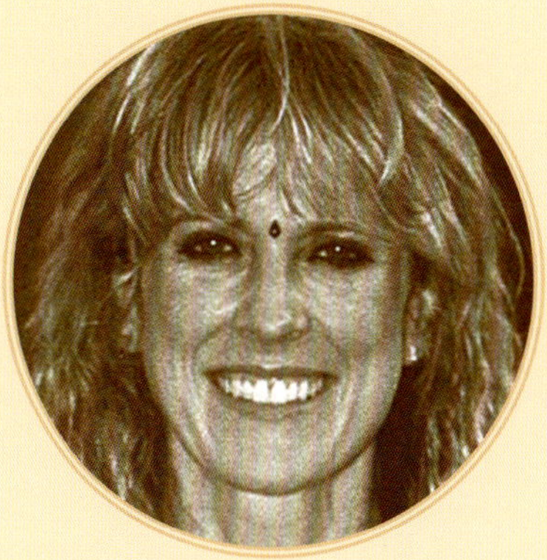

Kali Ray

Kali Ray war Meditationslehrerin, als sie eine intensive spirituelle Erfahrung machte, in der yogaähnliche Bewegungsabläufe – Flows – durch sie hindurchflossen. Bald drängten ihre Schüler sie, die wunderschönen Flows zu unterrichten. So entstand mit der Zeit das System TriYoga Flows®.

Es war 1980 in Kalifornien, Kaliji – wie alle sie nennen – war 25 Jahre alt, und sie leitete gerade eine Meditation für ihre Freunde an. Plötzlich erschien ihr ein weißes Licht an der Basis ihrer Wirbelsäule, und eine Kraft ergriff von ihr Besitz, die sie als das Erwachen der Kundalini (Seite 108) erfuhr. Dieses Erwachen bewirkte, dass sie mehrere Stunden eine fließende Serie von Asanas ausführte, wobei sie tief und rhythmisch atmete und ihre Hände und Finger sich zu komplizierten Gesten (Mudras) zusammenfanden. Das war umso erstaunlicher, als Kaliji sich vorher nie mit den Übungen des Hatha-Yoga beschäftigt hatte und ihr folglich die Asanas, Atemtechniken und Handgesten nicht vertraut waren. Aber das interessierte die Kraft nicht, die durch sie hindurchströmen wollte, denn sie erschien immer wieder, bis sich Kaliji entschloss, diese Wendung in ihrem Leben zu akzeptieren. In der Folge verband sie den Yogaweg der Meditation und das Wissen der alten Weisheitstexte zu einem System, dem TriYoga. Tri kommt von *trinity*, »Dreiheit«. Im indischen Denken ist alles, was die Schöpfung ausmacht, geprägt und durchdrungen von diesem »Dreiklang«:

- drei Qualitäten der Seele – (Da-)Sein, Bewusstsein und Glückseligkeit;
- drei Hüllen, die unser Wesen bilden – der physische (grobstoffliche) Körper, der (feinstoffliche) Energiekörper und der Kausalkörper (der Mentalkörper);
- drei Energien – Sattva (Gleichgewicht), Rajas (Aktivität) und Tamas (Stabilität), die die Grundqualitäten der gesamten Schöpfung darstellen.

Die »trinity« des TriYoga bezieht sich auf diese Aspekte, konkret auf die Verbindung von Asanas, Pranayama und Mudras des Hatha-Yoga, die Kaliji zu einem speziellen, siebenstufigen System zusammenfügte.

KUNDALINI *ist die bewusste und intelligente Kraft, die in jedem Menschen angelegt ist. Normalerweise »schläft« sie als ruhendes Bewusstseinspotenzial am unteren Ende der Wirbelsäule. Durch Yogaübungen kann sie erweckt werden. Es heißt, dass sie dann im Inneren der Wirbelsäule durch die Chakras aufsteigt und dabei nach und nach das Bewusstsein für alle Aspekte des Seins erhellt und erweitert.*
PRANA *wird im Yoga die Lebenskraft genannt – eine intelligente und bewusste Kraft, die das Werden, Bestehen und Vergehen aller Schöpfung im gesamten Kosmos reguliert.*

Die Befreiung der Kundalini

Das Fließen der Energie, die Erweckung des Prana, der innere Flow – das ist ist die Grundlage des TriYoga. In den TriYoga-Flows gleiten die Asanas sanft ineinander über – auf die fließenden Übergänge wird beim Üben großen Wert gelegt. Die Entspannung erfolgt nicht zwischen den Asanas, sondern entsteht während des Übens. Die Praxis basiert einerseits auf dem Hatha-Yoga und ist andererseits inspiriert durch die Erfahrung des inneren Strömens der befreiten Kundalini. Seit 1980 hat Kaliji unzählige neue Flows und Mudras »empfangen«, mit denen Devi – die große göttliche Mutter – durch sie wirkt wie durch einen Kanal oder ein Werkzeug. Dies wird von Kaliji gleichermaßen als Gnade und als Verpflichtung empfunden. Die Verpflichtung wird erfahrbar, wenn man die Methode lernt, denn sie ist sehr durchdacht und in viele kleine

Lernschritte strukturiert. Die überirdische Inspiration wird spürbar und sichtbar, wenn man Kaliji beim Üben der Flows und vor allem der Mudras zuschaut. Viele der äußerst komplexen Fingerhaltungen, an denen normale Menschen ewig rumrätseln, entstehen bei ihr wie von allein. Ihre Finger scheinen sich wie durch Magie unaufhörlich in immer neue Formen umeinanderzulegen. Kaliji wird von ihren Schülerinnen und Schülern als Meisterin verehrt. Mehr als bei allen anderen Yogis und Yoginis – mit Ausnahme von Gurmukh – sorgt ihre Umgebung dafür, dass sie sich ganz der Yogapraxis und dem Lehren widmen kann. Wenn man sie im Kreis ihrer Schüler erlebt, dann scheint sie jedoch Freundin und Wegbegleiterin zu sein, die sich fürsorglich und hingebungsvoll um das Wohl dieser Menschen sorgt. Deswegen heißt sie wohl Kali – wie ein Aspekt der großen göttlichen Mutter –, deren lichtvolle und mütterliche Seiten sie lebt und verkörpert.

MUDRAS *(eigentlich Hasta-Mudras) sind Handgesten im Yoga und im indischen Tanz, die von einem tiefen symbolischen Gehalt durchdrungen sind. Über die Ausführung einer Mudra verbindet sich der Übende mit der inneren Haltung, für die die Hasta-Mudra sinnbildlich steht.*

Der Fokus dieses Yogawegs

- Die Lebensenergie von Blockierungen befreien und zum Fließen bringen.
- Die Reinigung der drei Körper von Eintrübungen, die durch die Ereignisse des Lebens und die daraus resultierenden mentalen Muster entstanden sind.
- Die Erfahrung des eigenen Seins als strömendes, pulsierendes Leben.
- Entfaltung des Bewusstseins, sodass Selbst-Erkenntnis möglich wird.
- Gewaltfreie Lebensführung. Dazu gehört auch das Bemühen, vegan zu leben.
- Entfaltung eines Yogaweges, der jedem Menschen möglich und gangbar ist.

Was dies für das tägliche Leben bedeutet

- Wissen, wie man mit dem Leben fließen kann, und das Gefühl, in den großen, göttlichen Strom des Daseins eingebunden und in ihm geborgen zu sein.
- Gesundheit und schnelle Regeneration durch den bewussten Umgang mit der Lebensenergie Prana.
- Die Flows lehren, wie eng Kraft und Hingabe ineinandergreifen. Das kann dann auch auf unsere alltäglichen Handlungen übertragen werden.

Fragen an Kaliji

Sie schenkte mir ihre Mittagspause, umsorgte mich und gab mir das Gefühl, mit meinen Fragen äußerst willkommen zu sein. Genau das ist ihre fürsorgliche Energie, die so viele Menschen bezaubert.

ANNA TRÖKES: Inwiefern ist Yoga ein Schatz für die Menschheit?

KALIJI: Yoga ist die Antwort auf die großen Lebensfragen, die Sinnfragen und die Fragen nach sich selbst. Yoga ist der Weg zur Verwirklichung des Selbst. Er führt zu Gesundheit, zur Beherrschung des Geistes und letztlich zu Moksha – der Befreiung der Seele von der Identifikation mit Körper und Geist. Durch die Kontrolle und Beherrschung der mentalen Funktionen erlangt man eine Anbindung an das All-Wissen und die Intuition. Meiner Ansicht nach ist der Yogaweg (Sadhana) unübertroffen. Es ist ein lebenslanges Bemühen um die vollkommene Kontrolle von Körper, Atem und Geist. Yoga hilft uns, den Sinn des Lebens zu verstehen, der erhabener Zustand (Samadhi) und Erleuchtung genannt wird.

In der Yogaphilosophie heißt es, dass drei Körper unsere Seele – Atman – umgeben. Ein Körper ist subtiler, feiner als der andere. Innerhalb dieser drei Körper gibt es fünf Koshas oder Seelenschichten. Im Rahmen des systematischen Yogaweges kann man sich von den äußeren zu den inneren Zuständen der Wirklichkeit entwickeln, um schließlich mit einer zeitlosen Wahrheit in Beziehung zu treten. Das ist die Essenz unseres Seins, *sat cit ananda* (Seite 115).

Es gibt meiner Ansicht nach kein System, das dem des Yogawegs entspricht. Er lässt bei der Lösung des Rätsels um die Schichten des Geistes nichts unentdeckt. Im innersten Kern dieses Geistes erkennt man den immer strahlenden Atman als die Schöpferkraft – als das, was ist und schon immer war. Die Menschen haben jedoch vor allem ein äußeres Bewusstsein entwickelt, auf Kosten eines

SAMADHI *wird im Yoga der Zustand genannt, in dem der Übende sich ganz eins, ganz verbunden mit allem fühlt, das existiert. Im Samadhi-Bewusstsein ist alles aufgehoben, was wir sonst als trennend und unterscheidend empfinden.*

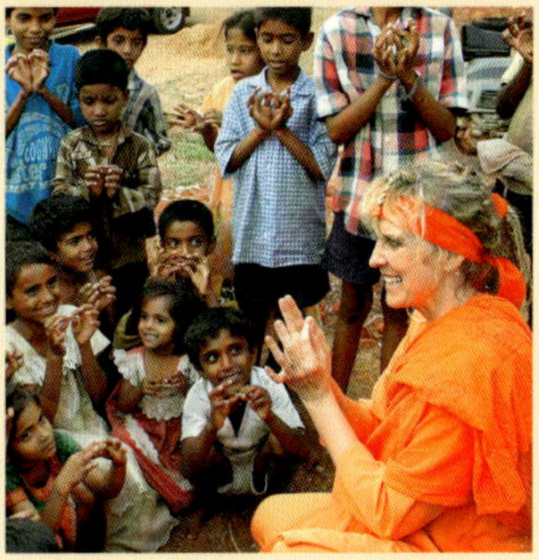

Kaliji zieht mit ihrer freundlichen und liebevollen Art sofort alle Menschen an, wo auch immer in der Welt sie erscheint und unterrichtet. So öffnet sie die Herzen von jung und alt für den Yoga und weckt ihr Interesse für »das größte Geschenk, das wir miteinander teilen können«.

Kali Ray

Bewusstseins, das sich mit den inneren Zuständen befasst. Das ist eine Perspektive, die das Wesentliche (das Innere) mit dem Unwesentlichen (dem Äußeren) verwechselt – und so entsteht ein scheinbar endloser Kreislauf von Genuss und Schmerz, von Geburt und Tod. Die ganze Zeit scheint der allwissende Anteil in jedem Menschen im Verborgenen zu bleiben. Durch die Wissenschaft des Yoga kann man sich auf den direkten Weg zu der unabänderlichen, universellen Wahrheit begeben. Die Yogis nennen diese letzte Wirklichkeit Non-Dualismus, womit sie die Erfahrung von Einssein umschreiben.

Es gibt kein Wissen außerhalb des großen universellen Geistes. Erst wenn der denkende Geist still wird, kann die innewohnende, zeitlose Wahrheit wie die Sonne erstrahlen, und dann bringen die einzelnen Strahlen des Wissens das Licht in alle Bereiche des Seins.

ATMAN *wird die individuelle Seele des Menschen genannt. Sie ist der »göttliche Funke«, durch den wir die Anwesenheit einer übergeordneten göttlichen Kraft, des Absoluten (Brahman), in uns erfahren können.*

Begib dich auf den inneren Weg durch die Vorbereitung mittels des großartigen »Gesundheitssystems« Yoga, um dich dann weiterzuentwickeln, hin zu den erhabenen Zuständen der Meditation, um schließlich zu erkennen, dass Yoga das Juwel ist, das für alle zur Verfügung steht.

Was waren deine Beweggründe, eine ganzheitliche Yogalehrerin zu werden?

Es war mir nur natürlich, zu teilen, was ich atme. Es war wie ein Aufruf, meiner Pflicht nachzukommen. Es ist meine Lebensaufgabe, TriYoga mit anderen Menschen zu teilen. Es richtet sich an alle, steht Menschen aller Altersgruppen, Voraussetzungen und kultureller Hintergründe offen. Es ist universell in seinem umfassenden Ansatz.

»DIESER KÖRPER«, *sagt Kaliji oft von ihrem Körper. Sie will damit ausdrücken, dass er ein Gefäß oder ein Werkzeug ist, das dazu dient, den göttlichen Willen zum Ausdruck zu bringen. Ihrer Wahrnehmung nach unterliegt es nicht ihrem Einfluss, was im Yoga mithilfe ihres Körpers – durch Asanas und Mudras – gezeigt und verdeutlicht werden soll.*

Als sich TriYoga durch spontane Yoga-Asana, Pranayama und Mudra während eines tranceartigen Bewusstseinszustands offenbarte, wurde mir klar, dass TriYoga dem Wohl anderer dienen sollte. Die Schüler baten mich, zu lehren, was sie durch diesen Körper während dieser Erfahrungen fließen sahen. Es war die spontane Offenbarung von TriYoga, nicht etwas, was ich mir ausgedacht oder zu unterrichten beschlossen hätte. Jedes Zeichen schien den Weg zu weisen. Es war ein natürlicher Prozess der Enthüllung, der dazu diente, die Grundsätze des Yoga mitzuteilen, noch ehe ich etwas von Yoga gehört hatte. Das begann bereits im Kindesalter, als sich mir meine Freunde zu verschiedenen spirituellen Aktivitäten anschlossen. Ich habe ihnen damals von der feinstofflichen Welt erzählt und davon, wie wichtig es ist, sich nicht an weltliche Dinge zu hängen. Ich spürte, dass es etwas viel Größeres gibt und dass wir auf diese Erde gekommen sind, um es zu entdecken. Diese Eingebungen fingen an, noch bevor ich eingeschult wurde, als ich still und zurückgezogen an einem dunklen Ort in der Nähe meines Zuhauses saß; zu lehren war also schon immer Teil von mir. Es kommt tief aus meinem Bewusstsein.

Yoga ist die universelle Sprache. Ich empfinde es als einen Segen, diese ureigenste Art des Seins mit anderen teilen zu können. Yoga ist das größte Geschenk, das man teilen kann. Es ist eine Chance für reinen Karma-Yoga (siehe Kasten rechts), für selbstlosen Dienst, ohne etwas im Gegenzug zu erwarten. Oft habe ich Yogalehrer sagen hören, sie seien angenehm »überrascht« gewesen, dass sie eine innere Berufung spürten, den Yoga-Lebensstil im Rahmen ihrer eigenen Möglichkeiten mit anderen zu teilen. Es gibt bei uns ein Sprichwort: »Es gibt einen Lehrer für jede Ebene.« Heute sehen wir in der Welt des Yoga, wie Yogalehrer (die das ganze Yogasystem lehren) und Yogaübungsleiter (die vor allem Asana lehren) erwachen und dieser inneren Berufung folgen, das zu teilen, wozu die Stimme des Yoga sie inspiriert hat.

Wie hast du deine eigene Form des Yoga – den TriYoga – entwickelt?

Ich hätte nie erwartet oder erträumt, dass so etwas geschehen würde. Es ist mir nie in den Sinn gekommen, Hatha-Yoga zu unterrichten. Deshalb habe ich mich auch nie darum bemüht, eine Yogalehrer-Ausbildung zu machen. Als ich jung war, lehrte ich auf ganz natürliche Weise eine Philosophie, die die Weisheit des Yoga einschloss, obwohl mir Yoga zu diesem Zeitpunkt noch nicht bekannt war. Bereits als kleines Kind wurde ich von Meditation angezogen. Meine ganze Kindheit hindurch widmete ich meine Zeit der intensiven Selbsterforschung, immer auf der Suche nach einer Antwort auf die Fragen »Warum sind wir hier?« und »Wer bin ich?«.

Jedes Mal wenn ich mir diese Fragen stellte, breitete sich in mir ein glückseliges Gefühl aus. Dieses gute Gefühl war die treibende Kraft, die mich veranlasste, instinktiv still dazusitzen und ganz einzutauchen in die innere Ruhe. Den unendlichen, stillen Momenten und den Selbstbefragungen nach dem »Wer bin ich?« folgte der Tag, als die Mutter Göttin in Form einer universellen Energie in mir erweckt wurde.

KARMA-YOGA *ist der Yogaweg des selbstlosen Handelns. Selbstlos meint, dass man das eigene Tun dem Göttlichen bzw. einen höheren Zweck widmet, um zu verhindern, dass die Bedürfnisse des Egos – unsere Begierden, unsere Abneigung oder unser Selbsterhaltungstrieb – zur einzigen Triebfeder unseres Handelns werden.*

Im Moment des ersten Kundalini-Erwachens fragte ich das Göttliche innig und von ganzem Herzen im Gebet: »Was ist der Ursprung des Glücks?« Was folgte, war die lautlose Antwort in Form der Kundalini: eine Bewegung vom Anfang meiner Wirbelsäule, dem Steißbein, bis zu meinem Schädeldach. Über 12 Stunden löste sich das »Ich« auf und tauchte ein in diese universelle Energie. Es gab keine Gedanken, kein Gefühl für Zeit. Nur der selige Fluss der Energie, der die Quelle des Glücks offenbart. Aufgrund dieser Erfahrung hat Jñana – inneres Wissen – meinen Geist gefüllt, und mein Leben begann, diese innere Wahrheit widerzuspiegeln.

Fünf Jahre später, als dieser Körper 25 Jahre alt war, unterrichtete ich eine Meditationsklasse. An diesem glücklichen Abend sprach ich von der Notwendigkeit, still sitzen zu können, damit der Geist still werden kann. Dann dachte ich über das wundervolle Ereignis nach, das mir damals widerfahren war. Daraus entstand eine angeleitete Meditation, in der wir

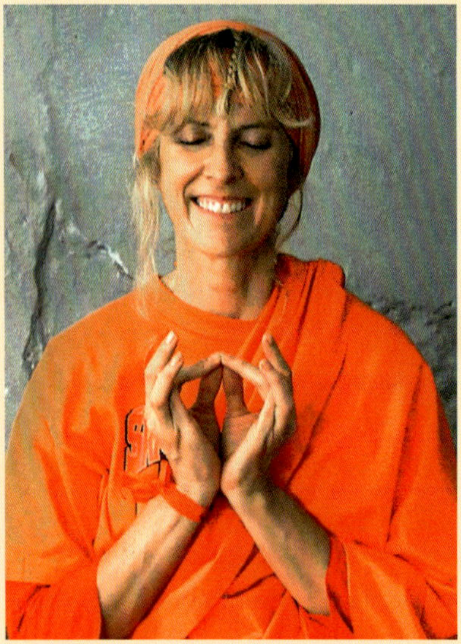

Wenn Kaliji von der Kraft des Prana ergriffen wird und ihre Hände ganz von alleine Mudras formen, strömt sie reine Freude aus.

das Fließen der Kundalini entlang der Wirbelsäule visualisierten. Nach der ersten Runde dieser Praxis begann sich die Prana-Shakti (Seite 128) wieder in mir zu bewegen, und der spontane Fluss der Kundalini, der Formen hervorbringt, war das Ergebnis. Meine Hände machten fließende, rhythmische Hasta-Mudras. Zugleich entstanden spontan Asanas und Pranayama. Über zwei Stunden lang bewegte Kundalini meinen Körper durch Hatha-Yoga, während der Geist in einem tiefen glückseligen Zustand verweilte. Mühelos und mit großer Präzision führte der Körper die Haltungen in verschiedenen Schwierigkeitsstufen aus, obwohl ich keinerlei Vorkenntnis solcher Yoga-Asanas hatte. Der Atem durchlief eine Reihe von Pranayamas, während die Hasta-Mudras die Hände scheinbar tanzen ließen.

Seit diesem Tag hat diese Formen erschaffende Kraft (Kriyavati) fortwährend den alten Hatha-Yoga von innen heraus offenbart.

In den frühen 90ern bemerkte ich eines Abends nach einer Meditation, dass meine Hände in einer neuen Geste waren. Ein Schüler mit einer Kamera war in der Nähe, und ich bat ihn, ein Foto von dem neuen Hasta-Mudra zu machen, denn es unterschied sich von den vorherigen Mudras. Als er das Foto machte, erschien ein weiteres neues Hasta-Mudra. Als er das Foto gemacht hatte, erschien ein anderes Mudra. Das setzte sich drei Tage lang fort. Sogar wenn ich mich schlafen legte, erschienen mir Hasta-Mudras vor meinem inneren Auge. Nach drei Tagen wurde der Film mit über 800 Hasta-Mudras entwickelt. Wir legten die Fotos in einem großen Raum auf den Boden, um Duplikate zu entfernen. Zu unserer Überraschung gab es aber keine Duplikate. Jedes der Hasta-Mudras war anders. Seitdem sind über 200 weitere entstanden, es sind nun mehr als 1000 solcher Gesten.

Bevor ich diese persönlichen Erfahrungen gemacht hatte, war mir nicht bewusst, dass die Kundalini den Körper ohne jegliche Gedanken(kraft) durch Hatha-Yoga bewegen konnte. Doch aufgrund dieser direkten Erfahrungen wurde mir klar, dass, wenn die Kundalini erwacht, die Gedankenebene transzendiert wird und uns nun eine universelle Intelligenz leitet. In früheren Zeiten saßen die Yogis in der Meditation, und Yoga wurde ihnen durch diese Energie offenbart. Manchmal erfahren angehende Yogis bei der inneren Reise, wie Prana ihren Körper durch eine begrenzte Anzahl Yogaübungen bewegt. Diese werden Prana-Kriyas genannt.

Was ist der Kern der TriYoga-Lehre?

Alle klassischen Yogalehren gleichen sich in ihrem Kern. Es gibt die eine Wahrheit, die man mit verschiedenen Techniken und Möglichkeiten ausdrücken kann. Im Mittelpunkt des TriYoga-Wegs steht der Fluss von Mudra, Pranayama und Asana. Dies führt in den Fluss der geistigen Energie, der in die Meditation überleitet. Auf diese Weise vermehrt das in sich schlüssige System des TriYoga den Prana und ermöglicht so das Entstehen von Meditation. Dies offenbart schließlich den Samadhi-Zustand von *sat cit ananda* (siehe Kasten). In der universellen Energie aufzugehen ist TriYoga. Der Sanskritbegriff *prasara* bedeutet, ohne Gedanken zu fließen. TriYoga ist nicht »ausgedacht«. Es ist in seiner Konzeption und Ausführung revolutionär. TriYoga wurde uns geschenkt wie eine Offenbarung. Es ist nicht das Verdienst des »Ich«, Gründer oder Urheber zu sein, denn nicht ich habe es mir ausgedacht. Die große Prana – die universelle Energie – hat diesen Körper und diesen Geist als Vehikel benutzt, um die Nachricht zuzustellen. Für alles, was erreicht werden muss, braucht es ein Medium oder Werkzeug; zum Beispiel ist der Geist das Werkzeug für den Atman. Ganz gleich, ob es um eine Stimme, einen Körper, eine Technik geht – Mittel und Geräte spielen keine Rolle, solange Prana durch sie inspirieren kann. Dem universellen Fluss ein Instrument zu sein, ist das Höchste. Dies ist die Essenz. Die von Prana aktivierte Dreiheit von Asana, Pranayama und Mudra bereitet einen auf ein Leben in der Welt vor. Das Ziel ist es, ein Repräsentant des universellen Plans (Dharma) zu sein, indem man den Yoga lebt.

SAT CIT ANANDA *bedeutet »Seins-Bewusstseins-Seligkeit«. Es ist der Zustand von Glückseligkeit, der sich einzig darauf gründet, dass man bewusst das eigene Da-Sein erfährt. Dazu sollte man wissen, dass es in Indien als eine große Gnade gilt, wenn man als Mensch wiedergeboren wird, weil nur der Mensch sich seiner selbst bewusst sein kann.*

Hast du eine oder mehrere TriYoga-Übungen, die du bevorzugst oder die du für besonders wichtig hältst?

Es gibt eine universelle Dreifaltigkeit, die sich in unseren drei Körpern manifestiert: im kausalen, feinstofflichen und physischen Körper. Um eine bewusste Veränderung herbeiführen zu können, muss man sich jedes einzelnen Moments gewahr sein, also sich in Achtsamkeit üben, denn dies erhöht die Wahrnehmungsfähigkeit in jedem dieser Körper.

Wir haben uns viel zu lange auf die Verwirklichung weltlicher Dinge beschränkt, indem wir den Gelüsten von Körper und Geist hinterherjagten. Der Yoga, dessen Wissen alles berücksichtigt, gibt uns die Möglichkeit, Körper und Geist zu dem Ort werden zu lassen, an dem der Prana – die wundervolle Intelligenz der Bewusstseinskraft – wirksam werden kann. Erst dann, wenn wir sie durch uns durch wirken lassen, werden wir auch in der Lage sein, unser höchstes Potenzial auszudrücken. Unsere Übungspraxis auf ein Asana, ein Pranayama oder eine Technik zu beschränken, wird den Bedürfnissen aller drei Körper nicht gerecht.

Wenn ich jedoch nur eine Übung wählen dürfte, so wäre es definitiv, eine angemessene Ernährung zu kultivieren. Eine rein vegetarische Ernährung oder eine Ernährung auf pflanzlicher Basis steht für die drei Pfeiler der Gewaltlosigkeit (Ahimsa): menschliche Gesundheit, Tierrechte und Ökologie. Wir ernähren uns von Tieren, die vermeintlich von geringerer Intelligenz sind, berauben dabei Mutter Erde ihrer natürlichen Ressourcen, um damit Tierfabriken zu unterstützen. Es ist an der Zeit, den Seelen in den wunderschönen Tieren die Möglichkeit zu geben, ihr Schicksal zu leben, und im Zuge dessen dabei zu helfen, den Planeten zu heilen und unsere Gesundheit zu verbessern. Ich empfehle eine reine Ernährung für das Wohl aller. Mit dieser einen sehr wichtigen Umstellung werden wir erfahren können, wie sich die Welt zum Besseren ändert.

Eine vollständige Yogapraxis für Körper und Geist ist notwendig für die Weiterentwicklung. Jeder Mensch ist einzigartig in dem, was am wichtigsten ist für einen nächsten Schritt in der Evolution. Sadhana, der Weg des Yoga, bietet einen gut durchdachten Zugang, um dieses Ziel zu erreichen. Wir müssen aktiv werden und nicht nur über die Wunder des Yoga reden. Eine Yogapraxis muss sich aus der täglichen Praxis eines gelebten Yoga ergeben. Essen, ohne andere zu essen, ist mir das Wichtigste.

Reguliere den Atem, denn der Atem transportiert deine Lebensenergie (Prana). Behandele andere mit Mitgefühl. Ohne Mitgefühl wird es kein Morgen geben. Mitgefühl muss eine allgemeingültige Sprache sein. Noch mal möchte ich hier festhalten, dass es nicht nur eine Technik oder Methode gibt. Eine vollkommene Veränderung ist erforderlich.

Gibt es Ratschläge, die du gerne der Yogagemeinschaft geben möchtest?

Üben, üben, üben! Nichts kann gleich bleiben. Entweder wir bewegen uns vorwärts, oder wir fallen zurück. Wir beobachten, wie Yoga in den verschiedenen Medien vermittelt wird. Aber anstatt zu versuchen, mittels der Medien zu lernen, sollte man immer die direkte Erfahrung suchen. Bloßes Nachplappern aus einem Buch ist nicht genug. Wir müssen das ursprüngliche Anliegen des Yoga zu leben lernen. Dies ist nur möglich durch eine kontinuierliche Weiterentwicklung, ein Wachstum aufgrund von Selbstreflexion und indem wir die höhere Wahrheit einladen, Teil unseres Lebens zu werden. Lehrt nur, wonach ihr lebt.

Die Reinigung des Geistes von alten, schädlichen, Leid erschaffenden Mustern ist die größte Lehre. Von dort aus ergibt sich der ganze Rest. Praktiziere, übe, wachse, und du wirst Yoga leben. Dies wird niemals aufhören. Ansonsten ist es, als führe ein Blinder den anderen. Das ist die alte Schule. Nun ist es an der Zeit für alle, ihre Wahrheit zu finden, die zeitlose Wahrheit, tief im Inneren. Dafür müssen wir den Weg der universellen Ethik beschreiten und erlauben, dass Mitgefühl und zeitlose Weisheit uns leiten. Es werden Lehrer auf allen Ebenen gebraucht, im Bereich der Gesundheitspflege, für die Meditation bis hin zu Experten für ein spirituelles Erwachen. Aber um lehren zu können, müssen wir erst erfahren. Wenn nicht, ist die Lehre tot. Wir müssen den wahren Yoga am Leben erhalten – für jetzt und für zukünftige Generationen.

Kaliji, die sehr naturverbunden ist, übt am liebsten unter freiem Himmel.

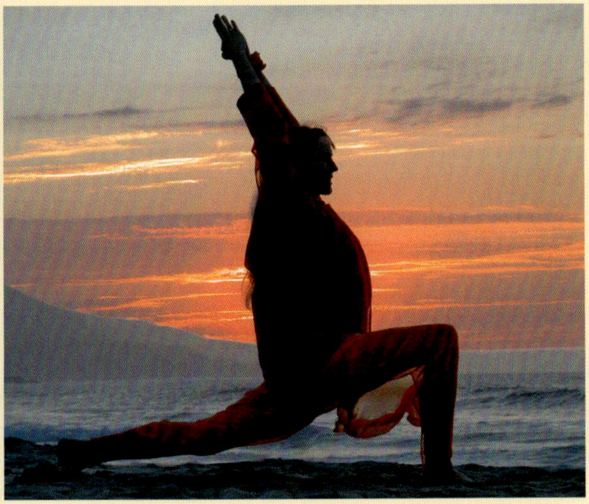

Ausgewählte Übung

Aus dem großen System des TriYoga habe ich eine Übung ausgewählt, die deutlich macht, wie sich Bewegung, Atem, Mantra und Hasta-Mudra verbinden lassen. Ich habe keinen der vielen schönen Flows ausgewählt, da ihre Komplexität nur schlecht in einem Buch zum Nachüben vermittelt werden kann.

WIRKUNGEN

- *Beruhigt und harmonisiert den Geist und das Gemüt.*
- *Verlängert den Ausatem.*
- *Hilft, sich zu sammeln und zu zentrieren.*
- *Hilft, den eigenen Wert (mani) zu entdecken und zu würdigen.*
- *Ist daher besonders geeignet, um ein Übungsprogramm abzuschließen.*

Mudra-Flow

»Om mani padme hum« ist eines der bekanntesten Mantras weltweit und bedeutet »Gegrüßet seist du, Juwel in der Lotosblüte«. Die Lotosblüte *(padme)* ist unser Herzraum, also der Bereich in uns, der in der Lage ist, sich – ohne zu werten – in Reinheit und Schönheit der Welt zu öffnen. Das Juwel *(mani)*, das darin ruht, ist das ganze Potenzial unseres Bewusstseins, aber auch unsere Tatkraft, mit der wir all das, was wir erkennen, auch umsetzen. Das Mantra erinnert uns an die Verpflichtung, die wir für unser eigenes Wohlergehen wie auch für das der Welt in uns tragen, damit alle Wesen glücklich sein mögen. Es ist somit ein sehr spirituelles Mantra und eines, das uns in Verbindung setzt mit unserer inneren Bewusstseinskraft und unserem Wandlungsvermögen.

- Kommen Sie in eine aufrechte Sitzhaltung Ihrer Wahl oder in den aufrechten Stand. Achten Sie darauf, dass Sie ausreichend Platz um sich herum haben.
- Atmen Sie ein, und führen Sie die Arme in einem weiten Kreis über die Seiten nach oben. Legen Sie die Handflächen aneinander. ***1***
- Führen Sie die Hände über den Scheitelpunkt, und tönen Sie »Om« (Oooo-ommm). ***2***
- Falten Sie die Zeigefinger hinter die Daumen, ***3*** führen Sie die Hände vor die Mitte der Stirn, und tönen Sie »mani«. ***4***
- Atmen Sie tief und ruhig ein.

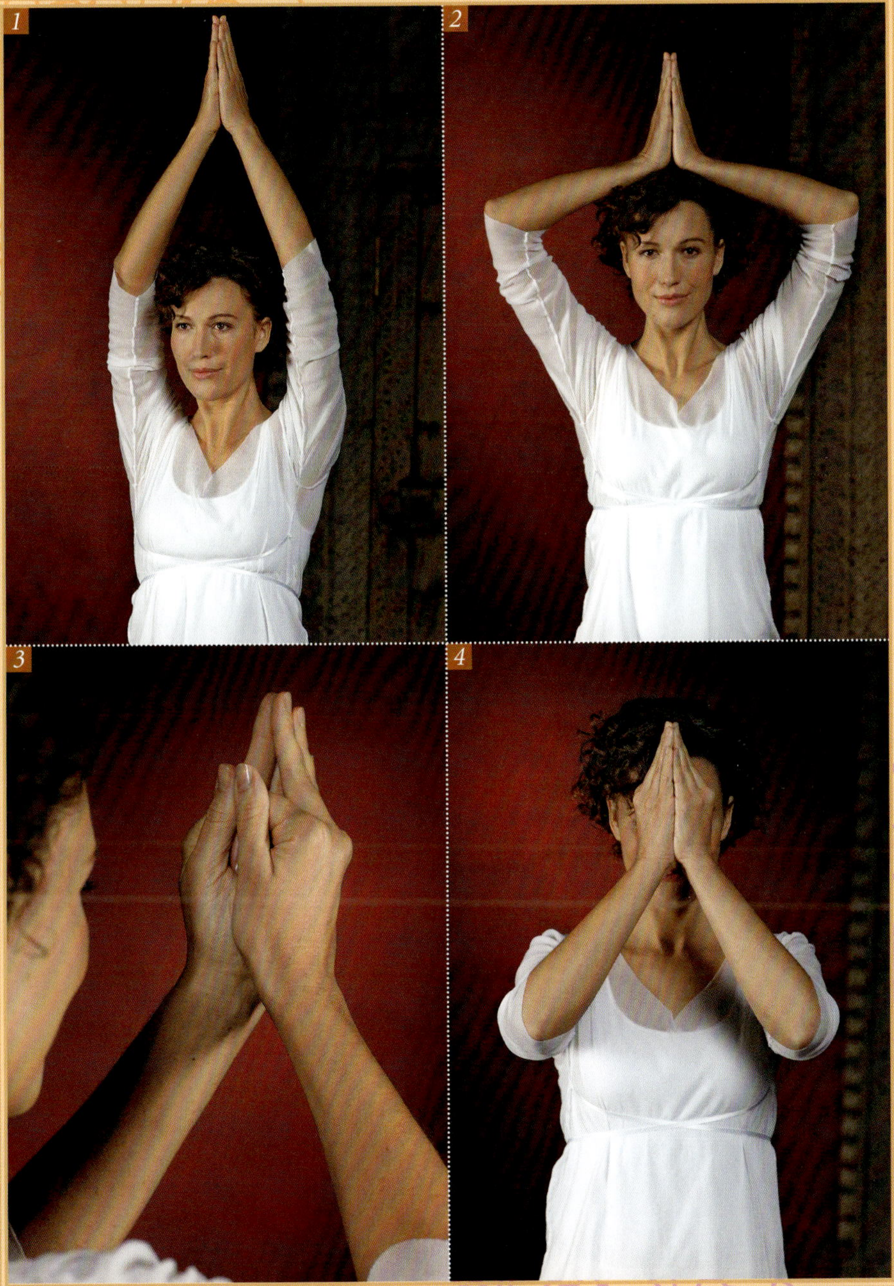
1
2
3
4

5

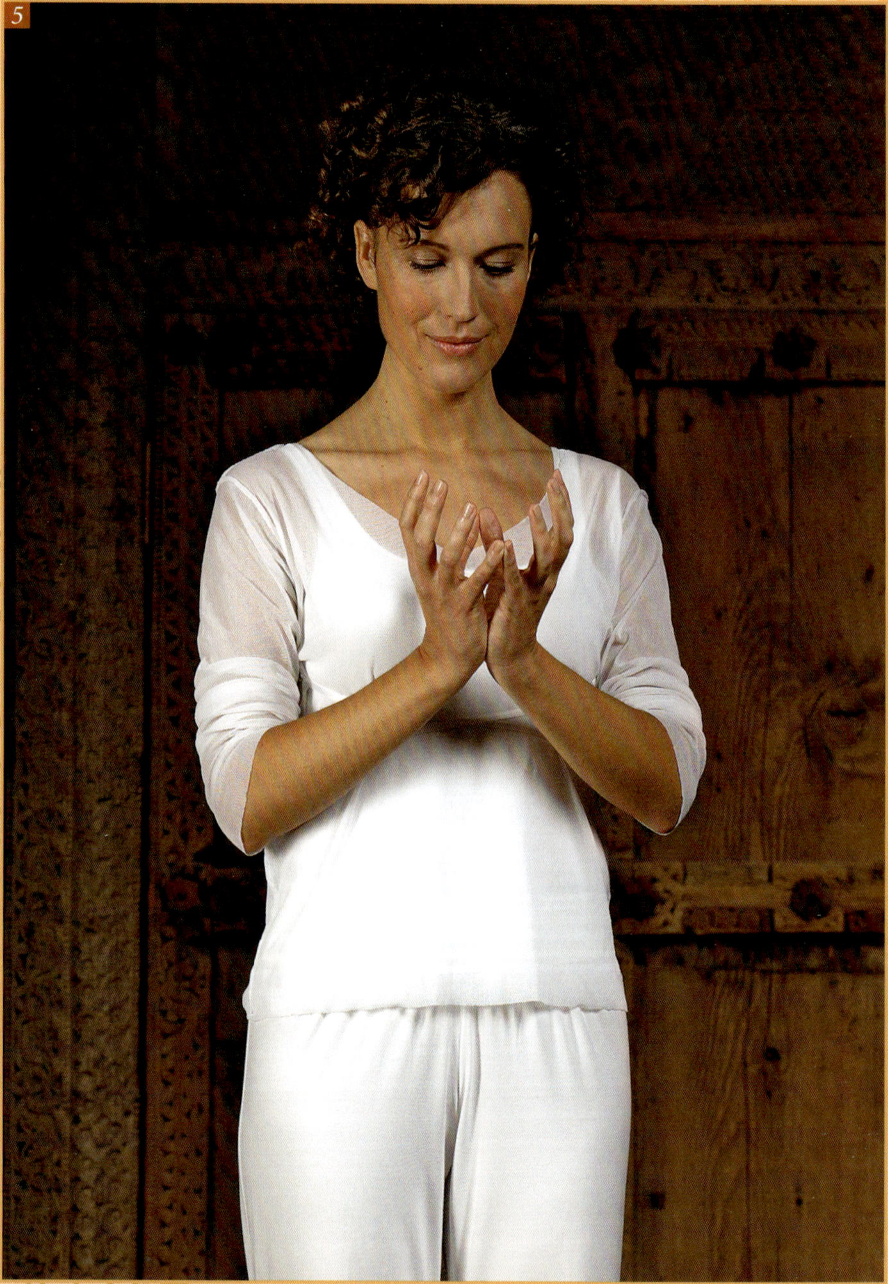

* Senken Sie die Hände vor Ihr Herz und öffnen Sie sie, sodass sie einer sich entfaltenden Lotosblüte gleichen. Tönen Sie »padme«. *5*
* Legen Sie die Daumen- und die Zeigefingerkuppen aneinander, drehen Sie die Handflächen vor dem Herzen nach außen. Es entsteht ein nach oben weisendes Dreieck. Beginnen Sie »hum« zu tönen. *6*
* Drehen Sie die Hände nach unten, die Handflächen zum Oberbauch. Es entsteht ein nach unten weisendes Dreieck. Tönen Sie weiter »hum«. *7*
* Legen Sie die Daumen- und die Zeigefingerkuppen jeder Hand aneinander, und führen Sie Ihre Unterarme mit einer Auswärtsdrehung neben den Körper. Lassen Sie das »hum« ausklingen. *8*

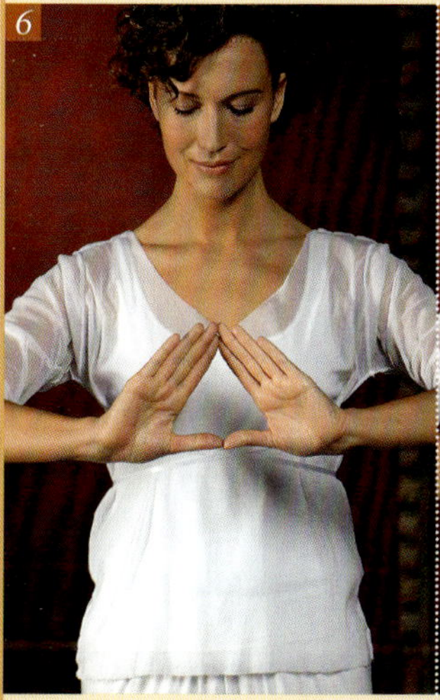
6

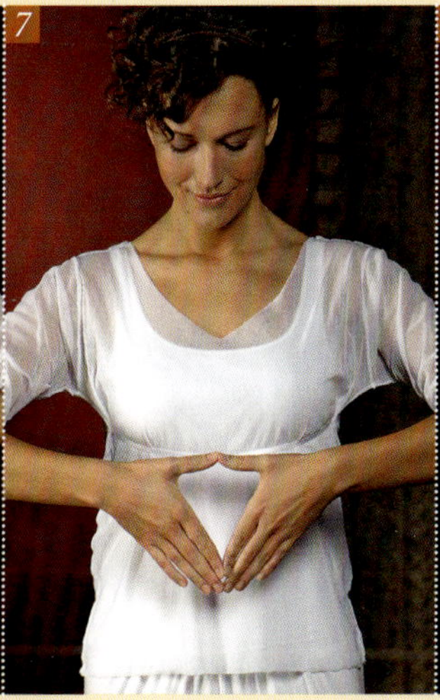
7

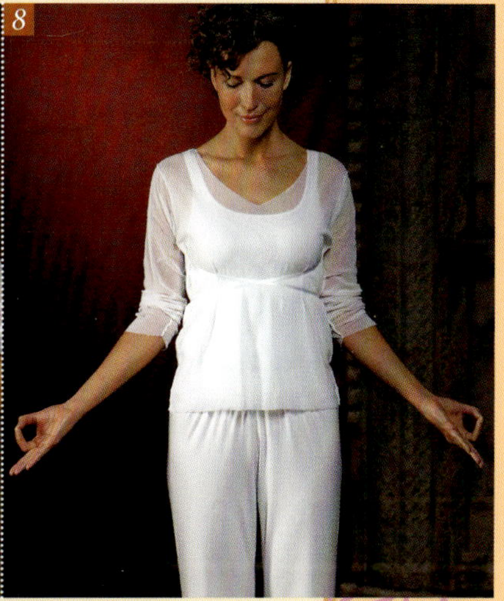
8

* Atmen Sie ein, und führen Sie Ihre Arme wieder über die Seiten nach oben.
* Wiederholen Sie dieses Mantra einige Male. Verweilen Sie anschließend ganz bei sich und mit sich, und freunden Sie sich mit der Wahrheit an, die alle Meister in ihren Worten ausdrücken: »Du bist das Juwel!«

Üben Sie vorsichtig

… bei Schulter-Arm-Problemen: Heben Sie die Arme nur so weit, wie es ohne Probleme möglich ist.

Tantra Yoga

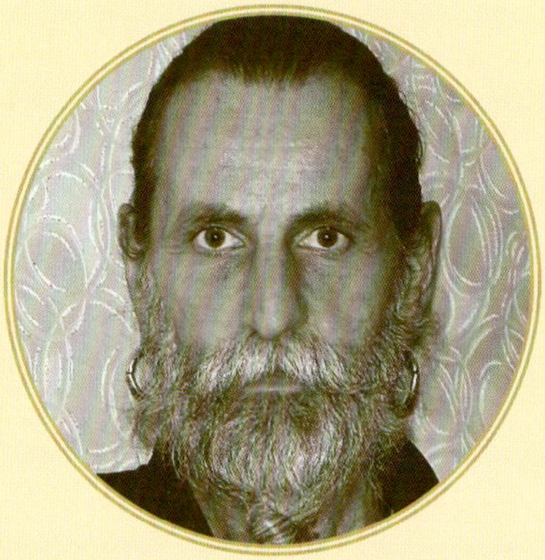

Reinhard Gammenthaler

Er ist ein Yogameister, der polarisiert. Während die einen ihn als einen Yogaextremisten betrachten und sich über seine Ganzkörpertattoos wundern, sehen die anderen vor allem seine unerschütterliche Hingabe an seinen Guru und an den Yoga ganz allgemein.

Reinhard Gammenthaler geht seinen Yogaweg und weigert sich kompromisslos, neuen Strömungen und Moden zu folgen. Er sieht die Yogatradition als etwas Vollkommenes an und sagt, dass es ein großer Fehler wäre, ihr nicht vollkommen zu folgen, weil sie dann verfälscht würde. Dennoch hat er auf der Grundlage seiner Yogatradition einen einzigartigen Yogastil entwickelt. Reinhard Gammenthaler unterrichtet Kundalini-Yoga in der Tradition von Swami Dhirendra Brahmachari. Er begegnete seinem Guru 1980, und zwar in dessen Buch »Yoga hilft heilen«. Da es Reinhard damals gesundheitlich nicht gut ging, fühlte er sich sehr von den Heilversprechen der Sukshma-Vyayama-Übungen, die dort beschrieben werden, angesprochen, und er begann, sie voll

Eifer in Eigenregie zu üben. Bald merkte er, dass sich sein Wohlbefinden deutlich verbesserte und er sich – wie er selbst sagte – »von einem Wrack in einen dynamischen jungen Mann zurück verwandelte«. Er war so begeistert, dass er alle Übungen des Buches auswendig lernte, Reinigungsübungen praktizierte und auch die Asanas aus Dhirendra Brahmacharis zweitem Buch hinzunahm.

Hingabe und Askese

In dieser Zeit hatte Reinhard immer wieder den Eindruck, dass ihm sein Guru im Traum erschien oder als Lichtgestalt plötzlich zu ihm sprach, sodass er – auch ohne persönliche Begegnung – eine ganz tiefe Beziehung zu Dhirendra Brahmachari einging, die durchaus der klassischen Meister-Schüler-Beziehung des indischen Yoga entsprach. 1989 flog Reinhard nach Delhi, wo Dhirendra Brahmachari ihn tatsächlich nach einigem Warten empfing. Nach einer kurzen Untersuchung und Einweisung erklärte er sich bereit, Reinhard als seinen letzten Schüler anzunehmen, und schickte ihn Ende November zu seinem Ashram nach Mantalai in Kaschmir – unter der Auflage eines äußerst strengen Übungsprogramms. Die harten Lebensumstände, die Einsamkeit, der Schlafentzug und die übermäßige Anstrengung stressten Reinhard so sehr, dass sein Körper nach Monaten zu streiken begann. Als Dhirendra Brahmachari endlich nachkam, um die Erfolge seines Schülers zu überprüfen, stellte er fest, in welch empfindlicher, ja »gläserner« Verfassung dieser war. Daraufhin teilte er Reinhard lapidar mit, dass er offensichtlich noch nicht so weit sei, in den

TANTRA *(Netz, Gewebe, Geistesströmung; siehe auch Seite 17) ist eine religiöse und philosophische Strömung, die um das 6. Jh. n. Chr. in Indien aufkam. Der Tantra sieht die ganze Welt als ein Gewebe an, in dem alles miteinander in Beziehung steht und folglich alles, was erschaffen wurde, wichtig und wertvoll ist. Ein Übungsweg des Tantra ist der Hatha-Yoga, der »Weg, der am Körper ansetzt«. Im Hatha-Yoga werden Körper, Atem, Geist und Seele als gleichermaßen wichtig erachtet – deshalb gibt es Körperübungen (Asana), Atemübungen (Pranayama), für den Geist Konzentrationsübungen und Mantratönen (Dharana, Mantra) und für das Gemüt Energieübungen (Mudra) und Meditation. Das Ziel ist die Erfahrung der Einheit mit dem Göttlichen mittels des eigenen Körpers.*

Yoga wie geplant einzusteigen. Damit hatte Reinhard eine Zurückweisung durch seinen Guru erfahren, wie sie in allen alten Yogatexten als Prüfung für besonders wichtige Schüler beschrieben wird.
Reinhard war zuerst voller Wut und Protest und kehrte in seine alte Lebensweise als »kiffender Hippie« zurück. Sein Guru hatte ihn vor dem Cannabisgenuss gewarnt und ihm ein ungemütliches Ende prophezeit, wenn er damit nicht ganz aufhörte. Er schlug aber aus Frustration und Zorn diese Warnungen in den Wind – und schließlich wurde er in Pakistan mit einigen Kilo afghanischen Haschischs im Gepäck verhaftet. Ihm drohten die Todesstrafe oder mindestens Jahrzehnte in pakistanischen Gefängnissen. Bei der Gerichtsverhandlung erschien ihm und den anwesenden Polizisten die strahlende Gestalt seines Gurus, und wie durch ein Wunder wurde er vom Richter freigesprochen. Diese dramatischen Umstände bewiesen ihm die Macht seines Gurus und führten ihn wieder auf den Weg des Yoga zurück. Denn nun fühlte er sich von seinem Guru innerlich begleitet und vollkommen angenommen.
So kam es, dass Reinhard nach Indien zurückkehrte und nun endlich von Dhirendra Brahmachari in die tiefsten Geheimnisse der Yogalehren eingeweiht wurde. Kurz nach dieser Einweihung starb der Guru, sein Schüler jedoch blieb ihm innerlich ganz eng verbunden. Er ließ das ihm übertragene Wissen vorerst lange in sich wirken und gedeihen, bevor er sich entschloss, es weiterzugeben. Heute leitet er Kurse in Kundalini-Yoga in seiner Heimatstadt Bern und ist ein gefragter Referent auf Seminaren und Kongressen in aller Welt.

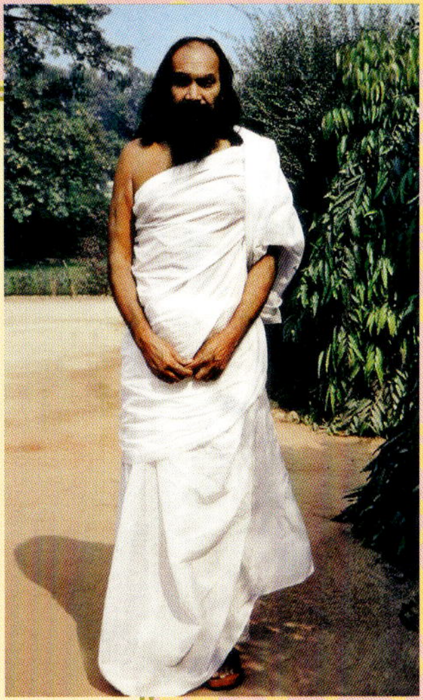

Swami Dhirendra Brahmachari 1986 in Delhi.

Kundalini-Yoga nach Dhirendra Brahmachari

Swami Dhirendra Brahmachari war ab den 50er-Jahren eine der bedeutendsten Yogapersönlichkeiten Indiens, galt als einer der großen Meister des tantrischen Hatha-Yoga und als ein vollkommener Yogi. Über viele Jahre hinweg war er der persönliche spirituelle Lehrer des ersten indischen Staatspräsidenten Jawaharlal Nehru und dessen Tochter Indira Gandhi. Er wies sogar die russischen Kosmonauten in die Yogamethoden zur Stressbewältigung ein.
Sein Guru, Swami Maharshi Kartikeya, hatte die authentischen Lehren des Yoga von Meistern in entlegenen Gebirgstälern des Himalaja empfangen. Er

lehrte den jungen Dhirendra die Techniken so, wie sie in den alten Lehrtexten des Hatha-Yoga, des Tantra und im Yoga-Sutra (Seite 15) beschrieben wurden. Dhirendra Brahmachari kam unter ungeklärten Umständen 1994 bei einem Flugzeugabsturz ums Leben, den er mehr als ein Jahrzehnt zuvor anlässlich eines Zeitungsinterviews prophezeit hatte. Seine Tradition jedoch wirkt durch seine Schüler und seine Bücher noch immer fort.

Der Fokus dieses Yogawegs

⁎ Tapas = Askese, Verzicht. Dabei geht es nicht darum, ohne Kleider in einer Höhle zu sitzen, sondern vielmehr darum, sich dessen bewusst zu werden, was man wirklich zum Leben braucht, und auf das Überflüssige – und damit auch auf die Gier nach Überfluss – zu verzichten. Dazu gehört, seinen Geist von allen unnötigen Bedürfnissen zu reinigen.

⁎ Brahmacarya = Enthaltsamkeit. Gemeint ist die sexuelle Enthaltsamkeit im hathayogischen Sinn, bei der es darum geht, immer und jederzeit, auch beim Geschlechtsverkehr, den Samen zurückzuhalten. In moderner Zeit geht es auch darum, nicht den Verlockungen sexueller Freizügigkeit zu erliegen, sondern sehr genau zu überlegen und zu entscheiden, ob man mit jemandem eine sexuelle Beziehung eingeht oder nicht. Bewusste Enthaltsamkeit bzw. Zurückhaltung der sexuellen Elixiere soll uns helfen, in allen Bereichen des Lebens unsere Energien zu sammeln und zu potenzieren.

⁎ Übungen zur Verjüngung und Jungerhaltung von Körper und Geist.

⁎ Übungen zur intensiven Aufladung des Körpers mit Lebensenergie (Prana).

»Lass deinen Geist den Kosmos erfassen und dein Herz frei sein von allem Bösen. Halte deine Gedanken rein und deinen Körper in guten Taten aktiv.«

Dhirendra Brahmachari

Was dies für das tägliche Leben bedeutet

⁎ Bewusster und achtsamer Umgang mit den eigenen Bedürfnissen und Begierden.

⁎ Bewusster Verzicht und bewusste Enthaltsamkeit.

⁎ Bewusste Reinhaltung der Gedanken und Gefühle.

⁎ Die Fähigkeit, die Lebensenergie sammeln und bündeln zu können.

⁎ Die Fähigkeit, mittels spezieller Körper-, Reinigungs- und Atemübungen den Alterungsprozess aufzuhalten.

Fragen an Reinhard Gammenthaler

Wir trafen uns in Reinhards Yogaraum. Ähnlich seinem Körper, der bedeckt ist mit Tattoos, ist das ganze Zimmer mit unzähligen indischen Göttern geschmückt, die einen mit ruhigen Augen anblicken.

ANNA TRÖKES: Wie hast du zum Yoga gefunden?

REINHARD GAMMENTHALER: Mir ging es gesundheitlich nicht gut. Ich bekam damals dieselben Symptome wie mein Vater – er hatte zeitlebens an einer Erbkrankheit gelitten, die als unheilbar galt, und war schließlich daran gestorben. Deshalb suchte ich ein Mittel, um das drohende Schicksal abzuwenden, und stieß auf das Buch »Yoga hilft heilen« von Dhirendra Brahmachari. Ich hatte noch nicht lange damit geübt, da spürte ich, dass mein Energielevel deutlich stieg. Besonders begann ich aber in die Yogapraxis zu vertrauen, als ich merkte, dass der Kopfstand – regelmäßig geübt gemäß den präzisen Anleitungen von Dhirendra Brahmachari – meine Krankheitssymptome vollkommen abklingen ließ. Man könnte sagen, dass es zu Beginn mein Körper war, der mich zu einer regelmäßigen und intensiven Yogapraxis zwang. Später baute ich dann eine so enge Beziehung zu meinem Guru auf, dass ich durch ihn dazu geführt wurde, mein Leben ganz dem Yoga zu widmen.

Du bist der Tradition Dhirendra Brahmacharis sehr innig verbunden. Warum wurde gerade dieser Lehrer so wichtig für dich?

Nachdem ich mich schon zwei Jahre intensiv mit den Übungen aus Dhirendras Büchern »Yoga hilft heilen« und »Yoga progressiv« beschäftigt hatte, merkte ich, dass ich innerlich an einen Scheideweg kam. Ich war mir plötzlich nicht sicher, ob ich weiterhin so intensiv Yoga üben wollte und konnte. Dann, eines Nachts, traf ich die Entscheidung: »Ja, ich will Yoga machen. Aber richtig!« Dazu gehörte für mich, dass ich mich verpflichtete, fortan enthaltsam zu leben und alles zu versuchen, um kein Sperma mehr zu verlieren, wie dies in den alten Lehrbüchern des Yoga geschrieben steht! Darauf geschah das Wunder, dass das Bild meines Gurus, das in meinem Zimmer hing, plötzlich lebendig wurde. Als Licht-

SHAKTI *ist im Tantra die Schöpfungskraft und Lebenskraft. Sie ist diejenige, die etwas lebendig und wirksam macht. Die Yoga-Shakti ist also die Kraft, die unsere Yogaübungen wirksam werden lässt.*

gestalt stand Dhirendra Brahmachari vor mir, sehr groß, sehr leuchtend. Ich hörte eine Stimme, die sagte: »Mach das! Ich werde dabei sein und dich anleiten!« Ich hatte meinen Guru damals noch nie gesehen. Aber durch seine Bücher war er ein Teil meines Lebens geworden. Und er erschien mir auch oft im Traum und sprach zu mir. Ich erlebte ihn immer als so schön und makellos, dass er mir darin ein leuchtendes Beispiel wurde, dem ich folgen wollte.

Was ist das Geschenk, das Dhirendra Brahmachari mit seinem Yoga der Welt machte?

Dhirendra Brahmachari hat in dieser schnelllebigen Zeit etwas hinterlassen, das von dauerhaftem Wert ist. Heute, wo die Menschen meinen, dass alles modernisiert und überarbeitet werden muss, sogar der Yoga, ist es notwendiger denn je, dieses uralte Wissen zu bewahren. Es ist zeitlos und verbindet sich nahtlos mit jedem Individuum, ungeachtet seiner Herkunft, seines Berufs, seiner Religion oder seines Geschlechts. Echter Yoga ist das größte Geschenk Gottes an die Menschheit, und Yogis wie mein Guru tragen dazu bei, dass die Glut dieses archaischen Yoga nie erlischt. Ich selbst erfahre die Größe und Schönheit dieses Yoga am eigenen Leib, ich durfte mich emanzipieren und befreien und bin stolz darauf, mein ganzes Leben dieser prächtigen Yoga-Shakti widmen zu dürfen. Noch bin ich selbst ein Schüler und weit davon entfernt, die höchsten Stufen des Yoga zu kennen, wie sie in den Lehrtexten beschrieben werden. Aber was ich davon kenne, nährt in mir das Bewusstsein, dass alles, was in den alten Schriften geschrieben steht, wahr ist und von jedem Menschen verwirklicht werden kann, wenn er sich anstrengt.

Was ist das Herzstück deiner Yogalehre, der du seit über dreißig Jahren folgst?

In meinem Unterricht geht es nur um die Lebensenergie Prana. Ich möchte, dass meine Teilnehmer merken, was Prana ist, und dass sie lernen, davon so viel wie möglich aufzunehmen. Ein Herzstück meiner Yogapraxis sind deswegen die vielfältigen Gelenk- und Reinigungsübungen des Yogic Sukshma Vyayama, so wie sie von Dhirendra Brahmachari gelehrt wurden. Die Basis bilden die in »Yoga hilft heilen« beschriebenen

48 Übungen sowie eine Vielzahl von Varianten, die ich von meinem Guru auch gelernt habe. Sie reinigen, beleben und kräftigen sowohl den Körper als auch den Geist und helfen, die Kraft von Prana zu erfahren und zu verstehen. Gleichzeitig erlernen wir mithilfe dieser Übungen, Kontrolle über unser gesamtes Nervensystem zu erlangen – und damit über einen Teil unserer Selbst, der sich normalerweise unserem Zugriff entzieht.

Was ist das Herzstück deiner Yogapraxis – also deines eigenen Übens?

Vor allem das unermüdliche und beständige Üben, also meine Sadhana, mein persönliches Übungsprogramm. Dhirendra Brahmachari legte großen Wert darauf, dass ich ein umfassendes Programm absolvierte, zu dem neben den Asanas, Pranayamas und Reinigungsübungen auch die Meditation sowie das Lesen der heiligen Schriften gehören. Die tägliche Praxis ist absolut unverzichtbar, denn die Kraft – die Shakti –, die wir mit dem Yoga wecken, wird nur so am Leben erhalten und kann sich nur dadurch weiterentwickeln und entfalten. Diese Kräfte sollen mir eines Tages helfen, die letzten Stufen des Yoga zu erklimmen. Ich strebe aus tiefstem Herzen nach meiner Selbstverwirklichung und bin fest verankert in meinen yogischen Gelübden. Das Ziel im Yoga, so wie es mich mein Guru gelehrt hat, ist die Verwirklichung des göttlichen Selbst durch praktische Hatha-Yoga-Übungen, Hingabe, Glaube, Vertrauen und Ausdauer.

Reinhard hat den ganzen Körper mit Tattoos »versiegelt« und so seinen »Tempel« auf einzigartige Weise geschmückt.

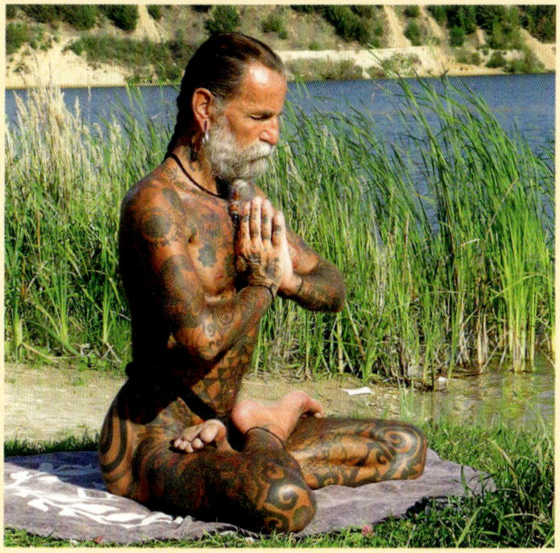

Weitere wesentliche Aspekte meiner Sadhana bilden Tapas, der Verzicht, und Brahmacarya, die sexuelle Zurückhaltung. Dabei muss man wissen, dass in der Tradition von Dhirendra Brahmachari und in der gesamten echten Hatha-Yoga-Tradition, die zutiefst tantrisch ist, Sex nicht als schlecht angesehen wird. Es kann jedoch sein, dass der Guru von seinen engsten Schülern den Zölibat verlangt, damit sich die Energie in ihnen richtig anzuhäufen beginnt, was für die Erweckung der Kundalini unabdingbar ist. Es handelt sich dabei aber nicht um den erzwungenen Zölibat einer katholischen Kirche, sondern um das

Udara Shakti Vikasaka 1 (Kräftigung der Bauchmuskeln) und Ajagari (Pantherübung)

- Kommen Sie in eine aufrechte Standhaltung, die Füße dicht beeinander.
- Atmen Sie langsam und tief durch die Nase ein, und wölben Sie dabei Ihre Bauchdecke so weit wie möglich vor. Das ist Ajagari. *1*
- Halten Sie den Atem eine Weile an, und zwar solange es Ihnen angenehm ist. Die Dauer dieser Atempause kann von Mal zu Mal erheblich variieren!
- Atmen Sie dann ganz langsam sehr tief aus, und ziehen Sie Ihre Bauchdecke dabei aktiv ein. Am Ende der Ausatmung ziehen Sie sie noch einmal bewusst nach innen und oben, sodass der ganze Inhalt des Oberbauchs nach oben gesogen wird. *2*
- Lösen Sie den Zug auf die Bauchdecke langsam, und atmen Sie ganz sanft wieder ein. Entspannen Sie Ihren Atem.

WIRKUNGEN DER ATEMÜBUNGEN

»Die schnelle, forcierte Atmung säubert, trocknet und durchlüftet die Atemwege« (Dhirendra Brahmachari). Bhastrika durchblutet intensiv den Oberbauch, stärkt die Verdauungskraft und kräftigt die Bauchdecke. Die tiefe Atmung lädt den Organismus mit Sauerstoff auf und entlastet ihn von luftlöslichen Schlackenstoffen.

Der Ablauf Blasebalgatmung und Ajagari vitalisiert den gesamten Organismus intensiv und schnell, indem Atmung und Kreislauf angeregt werden.

Blasebalgatmung und Ajagari

- Kommen Sie in eine aufrechte Standhaltung, die Füße dicht beieinander.
- Atmen Sie 25-mal so intensiv, wie Sie können, mit der Blasebalgatmung kurz, schnell und intensiv ein und aus. Bewegen Sie dabei die Bauchdecke kraftvoll nach innen-oben und nach außen.
- Atmen Sie dann langsam und tief durch die Nase ein, und wölben Sie dabei Ihre Bauchdecke so weit wie möglich vor.
- Halten Sie den Atem eine Weile an – solange es Ihnen angenehm ist. Die Dauer dieser Atempause kann von Mal zu Mal erheblich variieren!
- Atmen Sie dann ganz langsam sehr tief aus, und ziehen Sie Ihre Bauchdecke dabei aktiv ein.

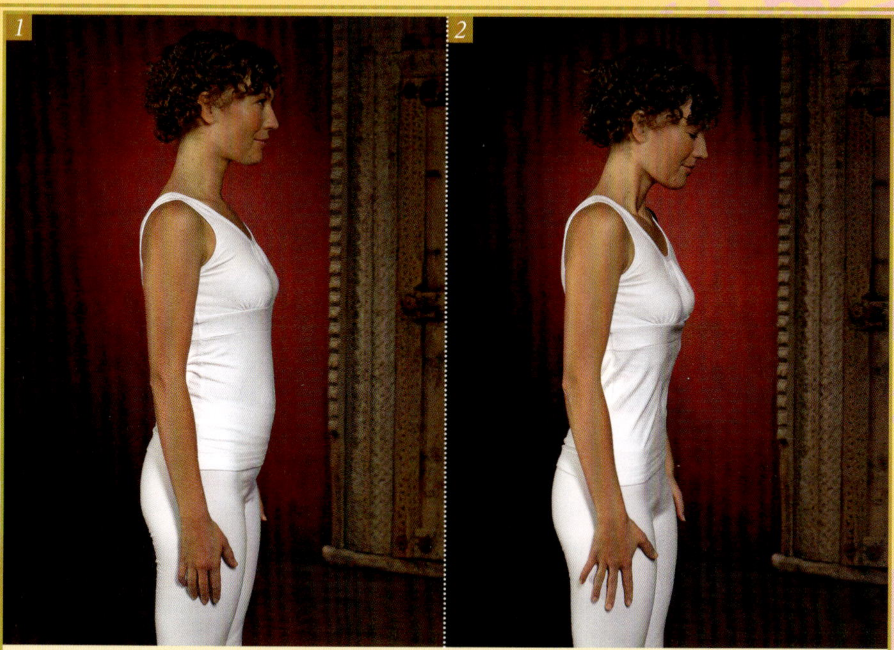

Am Ende der Ausatmung ziehen Sie sie noch einmal bewusst nach innen-oben, sodass der ganze Inhalt des Oberbauches nach oben gesogen wird.

* Lösen Sie den Zug auf die Bauchdecke langsam, und atmen Sie ganz sanft wieder ein. Entspannen Sie Ihren Atem.

Üben Sie vorsichtig

… in denselben Fällen, wie bei der Blasebalgatmung beschrieben.

Shirshasana – der Kopfstand

»Wie der Löwe der König der Tiere ist, so ist die Kopfübung Shirshasana die Königin der Yogaübungen«, schrieb Dhirendra Brahmachari. Die hier vorgestellte Übungspraxis folgt seiner Anleitung in »Yoga progressiv«.
Üben Sie den Kopfstand nur, wenn Ihre Halswirbelsäule gesund ist, und beachten Sie sorgfältig die Gegenanzeigen. Idealerweise lernen Sie den Kopfstand unter der Anleitung einer erfahrenen Lehrkraft!

Hinweise zum Üben

Dhirendra Brahmachari gab sehr genaue Begründungen für diese Übungsreihenfolge und wies auch nachdrücklich auf bestimmte Fehler beim Einüben des Kopfstandes hin. Er schrieb:

»Es kann Monate und Jahre dauern, bis das nötige Gleichgewicht und die Geschicklichkeit erworben ist, um den Shirshasana korrekt auszuführen.

Die Massage des Körpers (hinterher) ist Vorschrift, um für den notwendigen physiologischen Ausgleich in der Mechanik der Blutströmung des Körpers zu sorgen, sobald man sich nach dem Kopfstand aufgerichtet und hingestellt hat. Es heißt, dass das Blut, das sich während des Shirshasana im Herzen und Gehirn angesammelt hat, in einem mächtigen Strom zurückfließt, wenn man sich nach dieser Übung aufrichtet. Dieser ungewöhnlich starke Fluss kann die feinen Gewebe schädigen. Die feine Massage soll deshalb den Blutstrom verlangsamen, sodass das Blut seinen gewohnten Kreislauf ohne unerwünschte Nebenwirkungen wieder aufnimmt.

Dem allem muss Shavasana (die Leichenlage) folgen, und zwar für die Hälfte der Zeitdauer, die man für Shirshasana gebraucht hat. Durch Shavasana wird das Blut dazu gebracht, sich wieder genügend im Körper zu verteilen.«

Üben Sie vorsichtig

… während der Regelblutung, bei Tinnitus und bei Herzrhythmusstörungen: Überprüfen Sie, ob Sie sich nach dem Üben wohler fühlen.

… bei starkem Übergewicht: Gehen Sie nur so weit in die Umkehrhaltung, wie Sie sich noch wohl fühlen.

… in der gesamten Schwangerschaft: Nur unter Anleitung einer erfahrenen Lehrkraft üben!

Üben Sie nicht

… bei unabgeklärtem, nicht eingestelltem Bluthochdruck,

… bei akutem Schnupfen/akuter Grippe,

… bei akuten Bandscheibenproblemen in der Halswirbelsäule,

… bei nicht ausgeheiltem Schleudertrauma,

… bei Erhöhung des Augeninnendrucks oder bei Netzhautablösung.

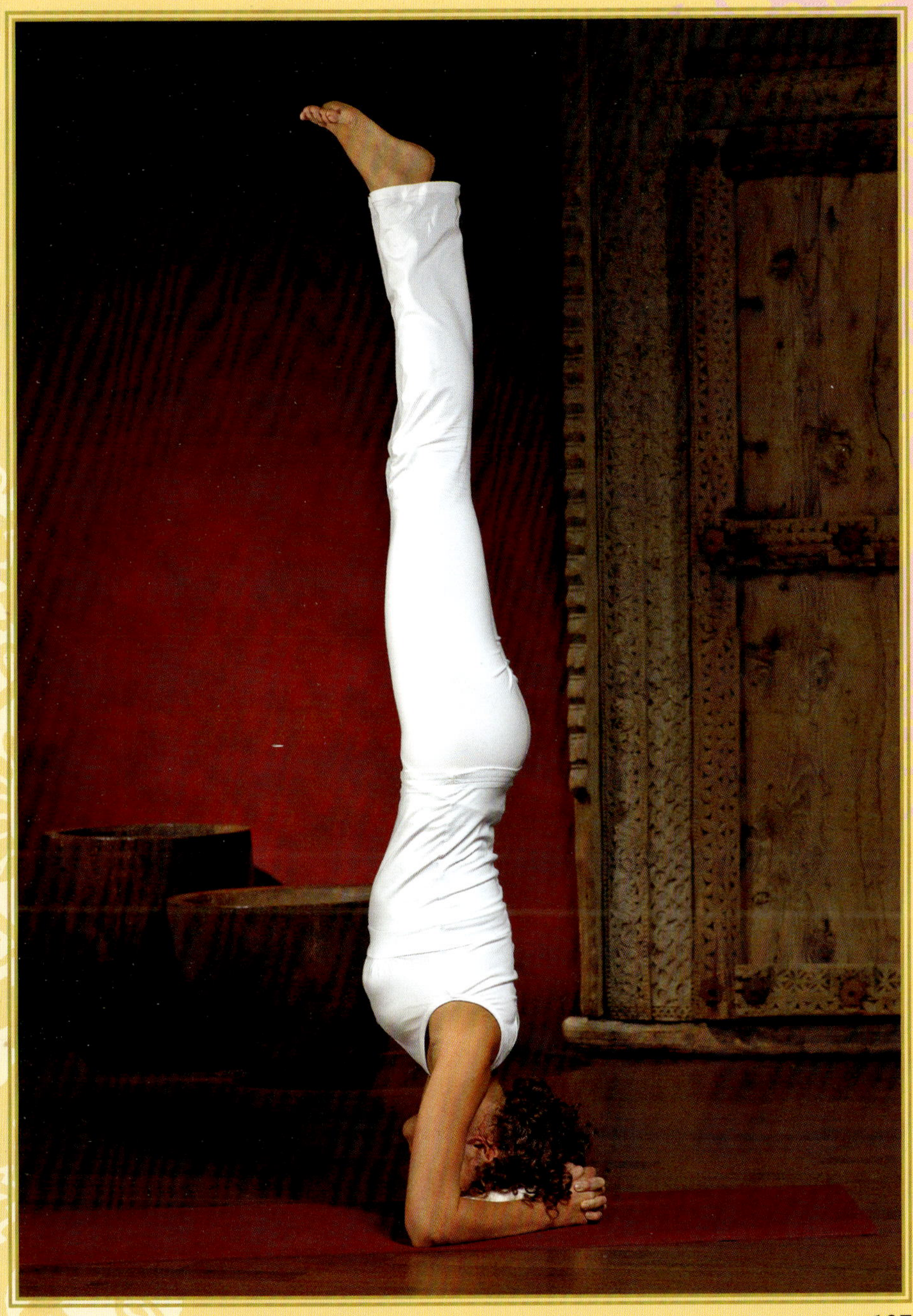

Übungsprogramme

Einige Lehrer haben ein in sich geschlossenes kleines Übungsprogramm vorgestellt (Programme 1, 2 und 3). Die weiteren Kurzprogramme sind eine Kombination von Übungen aus verschiedenen Traditionen, die gut zusammenpassen.

1 Gut in den Tag starten

10 Minuten und mehr

* Sat Kriya (S. 35)
* Sa-Ta-Na-Ma-Meditation (S. 37)
* Das Energiefeld stärken (S. 39)
* Weite im Herzraum erfahren (S. 40)

2 Kraft und Klarheit im Alltag

ca. 20 Minuten

* Ablauf Kniestand – Kind – Katze – Hund (S. 85)
* Held und Vorbeuge im Wechsel (S. 86)
* Ablauf Kniestand – Kind – Vierfüßlerstand (S. 88)
* Die Ausatmung verlängern (S. 89)

3 Energie tanken

ca. 20 Minuten

* Bhastrika – die Blasebalgatmung (S. 132)
* Kräftigung der Bauchmuskeln und Ajagari (S. 133)
* Blasebalgatmung und Ajagari (S. 134)
* Shirshasana – der Kopfstand (für weniger Geübte: Vorübung 6) und Entspannungshaltung in der Rückenlage (S. 135)

4 Mehr Ruhe und Harmonie

ca. 15 Minuten

* Das Leben einladen (S. 51)
* Sich vor der Fülle des Lebens verneigen (S. 53)
* Das Dasein umarmen (S. 54)
* Der Wechselatem – Nadi Shodhana (S. 103)
* Mudra-Flow (S. 118)

5 Entspannung am Abend

20 bis 30 Minuten

* Der Mondgruß – Chandra Namaskar (S. 99)
* Hinführung zu Pranayama (S. 70)

Übungsregister

Sachregister

Impressum

Projektleitung: Ilona Daiker

Lektorat & Satz: Felicitas Holdau

Bildredaktion: Henrike Schechter

Covergestaltung: independent Medien-Design, München

Innenlayout & Artwork: independent Medien-Design, Karin Drexler

Herstellung: Markus Plötz

Repro: Longo AG, Bozen

Druck: aprinta druck, Firmengruppe APPL, Wemding

Bindung: m. appl, Firmengruppe APPL, Wemding

ISBN 978-3-8338-1652-9

1. Auflage 2010

Bildnachweis

Fotoproduktion: Nicolas Olonetzky, München

Weitere Abbildungen:
Tim Besserer: S. 14, 16, 79, 83; Bildagentur-online: S. 11; Buddha-Haus: S. 96; Golden Bridge Yoga/Gurmukh Kaur Khalsa: S. 27, 29, 30; Heart of Yoga/Mark Whitwell: S. 43, 45, 51; Kundalini Yoga/Reinhard Gammenthaler: S. 123, 125, 129; Kunstschützen: S. 75, 91, 92, 95; Dr. Shrikrishna: S. 57, 58, 63, 67; TriYoga International: S. 107, 111, 114, 117; Anna Trökes: S. 21, 22, 60; Yoga aktuell/Markus Tedeskino: S. 76

Wir bedanken uns herzlich bei der Firma Kokon aus München für die Requisiten, die sie uns für die Fotoproduktion zur Verfügung gestellt hat.

Die GU-Homepage finden Sie im Internet unter *www.gu.de*

GRÄFE UND UNZER

Ein Unternehmen der
GANSKE VERLAGSGRUPPE

Wichtiger Hinweis

Alle Ratschläge, Anwendungen und Übungen in diesem Buch wurden von der Autorin sorgfältig recherchiert und in der Praxis erprobt. Sie sind für Menschen mit normaler Konstitution geeignet. Dennoch können nur Sie selbst entscheiden, ob und inwieweit Sie diese Vorschläge umsetzen können und möchten. Lassen Sie sich in allen Zweifelsfällen zuvor durch einen Arzt oder Therapeuten beraten.
Weder Autorin noch Verlag können für eventuelle Nachteile oder Schäden, die aus den im Buch gegebenen praktischen Hinweisen resultieren, eine Haftung übernehmen.

Umwelthinweis

Dieses Buch wurde auf chlorfrei gebleichtem Papier gedruckt. Um Rohstoffe zu sparen, haben wir auf Folienverpackung verzichtet.